学术思想与临证经验集
——老年病临证与传承

主　审　黄春林

主　编　李新梅　林晓忠

副主编　梁蕴瑜　钟　言　肖莹莹

编　委　（以姓氏汉语拼音为序）

蔡舒雅	曹立幸	陈　涛	邓标惠	方逸豪
傅俊铭	黄　琴	江　巍	李新梅	梁　晖
梁蕴瑜	廖玉财	林启展	林晓忠	刘长波
刘军城	刘旭生	卢富华	罗雪娟	罗钰山
邱思婕	任　毅	史亚辉	苏国彬	孙　静
孙晓虹	吴　瑜	吴禹池	肖莹莹	徐彬智
徐运芳	杨妙琳	叶远松	殷　君	张熹煜
钟　言	卓剑丰	卓若君	邹　川	邹葆珠

人民卫生出版社
·北京·

图书在版编目（CIP）数据

黄春林学术思想与临证经验集：老年病临证与传承 /
李新梅，林晓忠主编 . —北京：人民卫生出版社，
2023.7

ISBN 978-7-117-35010-5

Ⅰ.①黄⋯ Ⅱ.①李⋯②林⋯ Ⅲ.①老年病－中医
临床－经验－中国－现代 Ⅳ.①R259.92

中国国家版本馆 CIP 数据核字（2023）第 130130 号

人卫智网	www.ipmph.com	医学教育、学术、考试、健康，购书智慧智能综合服务平台
人卫官网	www.pmph.com	人卫官方资讯发布平台

黄春林学术思想与临证经验集——老年病临证与传承
Huang Chunlin Xueshu Sixiang yu Linzheng Jingyan Ji
Laonianbing Linzheng yu Chuancheng

主　　编：李新梅　林晓忠
出版发行：人民卫生出版社（中继线 010-59780011）
地　　址：北京市朝阳区潘家园南里 19 号
邮　　编：100021
E - mail：pmph @ pmph.com
购书热线：010-59787592　010-59787584　010-65264830
印　　刷：北京顶佳世纪印刷有限公司
经　　销：新华书店
开　　本：889×1194　1/32　印张：7
字　　数：187 千字
版　　次：2023 年 7 月第 1 版
印　　次：2023 年 9 月第 1 次印刷
标准书号：ISBN 978-7-117-35010-5
定　　价：49.00 元

打击盗版举报电话：010-59787491　E-mail：WQ @ pmph.com
质量问题联系电话：010-59787234　E-mail：zhiliang @ pmph.com
数字融合服务电话：4001118166　E-mail：zengzhi @ pmph.com

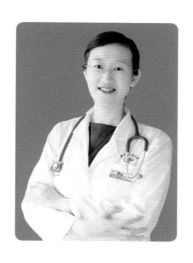

　　李新梅，主任中医师，医学博士，第四批全国老中医药专家学术经验继承人，师从广东省名中医黄春林教授，现任广东省中医院综合二科（老年心血管科）主任。其他社会任职有世界中医药学会联合学会老年医学专业委员会常务理事、广东省基层医药学会中西医结合老年医学专业委员会主任委员、广东省保健协会中医治未病分会副主任委员等。擅长中西医结合治疗老年病、心血管疾病及内科杂病，尤其是高血压、冠心病、心律失常、心力衰竭及中医养生保健等。发表学术论文 20 余篇，主持及参与各级课题 10 余项，主编及参编专著多部。

主编简介

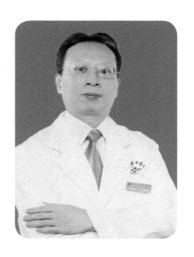

　　林晓忠，主任中医师，医学硕士，硕士研究生导师，现任广东省中医院综合科（老年医学科）大科主任。其他社会任职有中国老年医学学会理事、世界中医药学会联合会老年医学专业委员会常务理事、广东省医学会老年医学分会常务委员等。擅长高血压、冠心病、心律失常、心功能不全等心血管疾病以及老年疾病、急危重症的中西医诊治。发表核心期刊论文30余篇，主持、参与国家级、省部级课题10余项。主编及参编专著多部。

序一

当今，人口老龄化给社会带来了新的难题，我国卫生与健康领域面临着严峻挑战。在新的形势下，我国的老年医学也迎来了发展机遇，特别是中医老年医学显示出独特优势与广阔前景。

黄春林教授从事中医临床工作已近六十载，学贯中西，知识渊博，经验丰富，擅长诊治老年病及心、肾系统及其他杂病。黄教授年逾八旬，仍工作于临床一线，每日门诊、带教，数十载如一日，勤求古训，不断学习，形成了独特的学术思想和临证特色。为使经验传承，使更多中医工作者及患者获益，黄教授耄耋之年，诊病之余，笔耕不辍，指导门人弟子及医学同道，整理成册，并付梓问世。

老年医学任重道远，希望本书的出版，能使更多中医同道有所裨益，有助于名老中医经验传承，更从容地面对"银发浪潮"的挑战，为老年医学发展添砖加瓦，故乐之为序。

国医大师

禤國維

2021. 3. 1

序
二

　　老年医学是研究预防和治疗老年性疾病，最大限度地维持或恢复患者的功能，提高老年人生活质量的学科。随着老龄化社会发展，老年医学作为独立的临床学科，成为应对社会老龄化的有力工具。广东省中医院老年医学科和全国老年科一样也得到迅速的发展，秉承医院"中医站在前沿，紧跟现代医学管理能力匹配到位，为患者提供最佳诊疗方案，探索构建人类完美的医学"原则。60多年前，毛泽东同志作出重要批示："中国医药学是一个伟大的宝库，应当努力发掘，加以提高。"如何通过挖掘、整理中医学宝库中的精华，提高中医药治疗老年疾病的临床疗效，是我们坚持不懈努力的方向。

　　时光如梭，转眼间我从事中医临床工作已近60载。在这50余年里，我一直工作在临床一线，从事老年医学、养生保健及中西医结合的临床、教学与研究工作，在中西医结合诊治老年病及其他疾病方面积累了一定的经验。李新梅、林晓忠主任主编的《黄春林学术思想与临证经验集——老年病临证与传承》把我多年来的努力以及众多弟子的学习、临证心得收集整理汇编成册，以供后学参考。

　　我对老年病以外的一些中医学术思想、临证体会、学术经验也进行了整理，以及常用相关中药药理研究亦进行整理汇编，部分还附上翔实的典型案例，深入浅出，实用性强，供广大读者参考学习。如此，余感欣慰，是以为序。

李春林

2022年12月

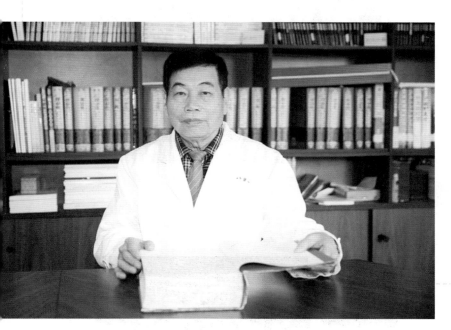

主审　黄春林教授

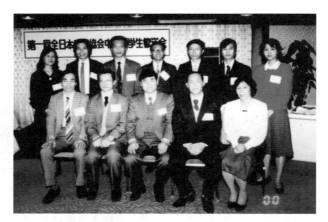

日本进修（后排左二为黄春林教授）

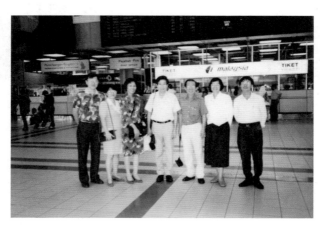

马来西亚讲学（左四为黄春林教授）

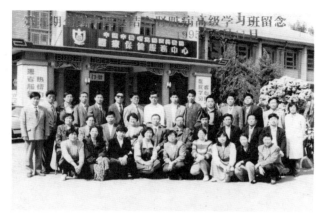

参加全国中西医结合肾脏病高级学习班

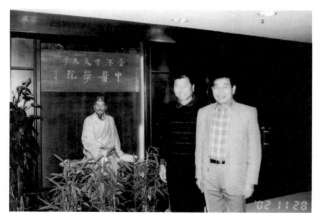

香港中文大学讲学及带教（右一为黄教授）

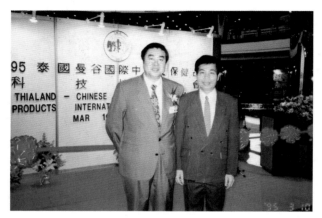

泰国讲学（右一为黄教授）

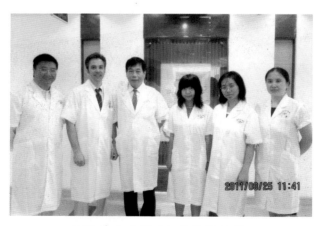

与留学生交流（左三为黄教授）

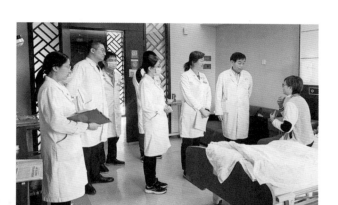

带教查房（右二为黄教授）

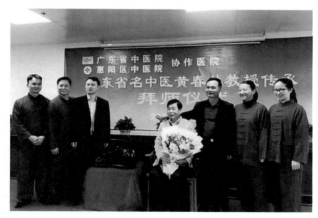

协作医院传承带徒（右四为黄教授）

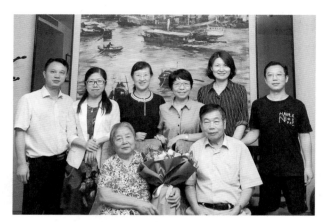

与部分弟子合照（前排右一为黄教授）

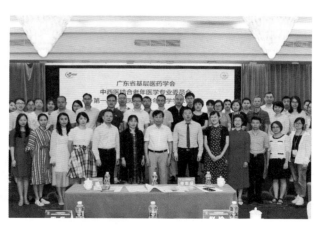

老年医学学术会议授课（前排左七为黄教授）

目 录

第一章

杏林感悟

第一节　学术思想源流

一、学者风采——黄春林教授简介

　　黄春林教授是广州中医药大学教授，博士研究生导师，广东省中医院主任医师、主任导师，1985年当选为广东省高校先进工作者，1993年被广东省政府授予"广东省名中医"称号，1997年、2003年、2008年分别被人事部、卫生部、国家中医药管理局确定为第二、第三、第四批全国老中医药专家学术经验继承工作指导老师。

　　黄春林教授，1937年2月出生于广东省惠州市，1957年考入广州中医学院（即现广州中医药大学）。在浓厚的中医药文化学习氛围之中，黄春林教授谨记《伤寒论·原序》所言的习医目标"上以疗君亲之疾，下以救贫贱之厄，中以保身长全"，刻苦研读，潜心学习。历经六年寒窗苦读，黄教授以优异的成绩于1963年大学毕业，并留校在广州中医药大学第二附属医院（广东省中医院）工作。在医术上，黄春林教授一方面努力研究中医经典，"勤求古训，博采众方"，以继承中医学精华，弘扬中医药；另一方面把握外出进修机会（中山医科大学第一附属医院、广东省人民医院、日本福山循环器病院），虚心学习现代医学，探索中西医结合之路。黄春林教授从医近60载，临床经验丰富，学术著作颇丰，对老年病、疑难杂病以及心、肾、胃肠疾病诊治造诣殊深。曾担任广东省中医药学会肾病专业委员会副主任委员、广东省中西医结合糖尿病专业委员会常委、广东省食

品协会理事。由于治疗效果显著，深受广大患者欢迎，《南方日报》《广州日报》等多家报纸均报道过他的事迹，称之为"省城名医""久负盛名的教授"。

50 多年来，黄教授一直在教学第一线担任本科生、进修生及研究生的教学工作。在教学中，以身作则，教育学生诚恳、敬业、奋发、向上。此外，黄教授积极参加科研实践，承担省、部级研究课题 8 项；研制中药新药"便秘通"；发表医学论文 50 多篇；主编医学专著 6 部（合计 439.2 万字），副主编参编医学专著 21 部；曾获科委、省高校科技进步奖三等奖各一项，广州中医药大学科技进步奖三等奖多项；"康莱特杯"全国中医药优秀学术著作奖三等奖一项；并研制院内制剂"尿毒灵颗粒""晕乃停口服液"等。为表彰黄春林教授对医院发展做出的突出贡献，1997 年广东省中医院授予其"特别贡献奖"。

黄教授如今年过八旬，仍面色红润、精力充沛，本着对中医事业的热爱，仍精神抖擞地活跃在教学、科研、临床第一线，甘为人梯，将其经验毫无保留地传授给弟子及年轻医师，在中医传承及创新发展的道路上无私奉献，发光发热。

二、学术思想源流

（一）辨证论治与辨病论治

数千年来，中医药为中华民族的繁衍、健康做出了不可磨灭的贡献。黄教授指出，中医文化博大精深，其"辨证论治"及"整体观念"是中医的特色和精化，这已为广大同道所共识。然而在临床过程中，很多年轻医生往往却无从下手，感觉理论过于大体、过于粗略、过于模糊，说起来很灵活，做起来很不踏实，"灵活无边，心中无数"，颇感困惑。

其实，"辨证论治"是中医的精华，"辨病论治"也是中医的精华，但由于历史条件的限制，辨病论治并未得到应有的发展。"辨病论治"这种方法起源于《黄帝内经》。《素问》云："有病怒狂者……生于阳也。……阳气者，因暴折而难决……病名曰阳厥……夫食入于阴，长气于阳，故夺其食即已。使之服以生铁落为饮,夫生铁落者,下气疾也。"而《伤寒杂病论》创立了辨病治疗,由病入手的纲目甚为明晰。如《太阳病脉证并治》首先提出"太阳之为病,脉浮,头项强痛而恶寒",明确了太阳病的诊断。然后,又根据其不同表现分为桂枝汤证、麻黄汤证等。清代徐灵胎在《兰台轨范》明确指出:"欲治病者,必先识病之名。能识病名,而后求其病之由生。知其所由生,又当辨其生之因各不同,而病状所由异,然后考其治之之法。一病必有主方,一方必有主药。"由此可见,中医临床历来强调自身的辨病论治与辨证论治相结合。辨病论治有"辨中医的病,用中医的药"与"辨西医的病,用中医的药"两种方法。黄教授认为,由于历史条件的限制,"辨中医的病,用中医的药"没有得到充分的发展。基于此,黄教授主张"辨西医的病,用中医的药",可以事半功倍。

(二)中医的继承与发展创新

黄教授认为:中医是国宝,在继承的同时,要发展、完善、要现代化。因循守旧,故步自封,不能与时俱进,将严重影响中医药的发展。在不同的历史时期,中医发展创新、现代化的形式和内容有所不同。汉代有以张仲景为代表的伤寒学派;金元时期有以刘完素为代表的寒凉派,以张从正为代表的攻下派,以李东垣为代表的补土派,以朱丹溪为代表的养阴派,即所谓"金元四大家";明清时期有以叶天士、吴鞠通为代表的温病学派;晚清时期"西洋"医学传入中国,出了中西医结合的萌芽,名医唐容川有《中西医汇通医书五种》,张锡纯有《医学衷中参西录》。在当今社会,我们应利用现代科学技术的发展,特别是现代医学的发展,来保持、发扬中医的特色和优势。没有中医的特色和优势,中医就无法生存;没有现代医学设备、现代抢救治疗手段、现代制药工业技术、现代科研方法,中医也难于发展,难于走向高层次。要保持中医特色和优势,再把西医的特色和优势拿过来为中医所用,达到特色累加,优势互补,这样才能更好地发展中医药,更好地为人民群众解除疾苦。

第二节　学术思想简介

黄教授的学术思想，建立在他对中医经典理论的钻研及对现代医药学习的基础上。一方面，重视中医的整体观及辨证论治的临床思维；另一方面，重视西医的基础理论以及循证的临床方法。黄教授强调，中医要发展，要与时俱进，要做到"辨病辨证相结合"，做到"守正创新"。

一、崇尚辨证，病证结合

黄教授强调，辨证论治是中医的特色和精华，我们应充分发扬。临证中推荐脏腑定位、八纲定性的辨证方法。脏腑定位通常较容易掌握，不同的脏腑有不同的功能，因此脏腑有病的时候就有不同证候表现，又可以反过来从不同的证候表现确定其病位所在，如心悸定位在心，喘证定位在肺，胁痛定位在肝，溺少、水肿定位在肾（膀胱）等。而定性即确定疾病性质，一般内科疾病主要是应用阴阳、表里、寒热、虚实的八纲来作定性诊断。部分患者也可参考六经以及卫气营血辨证。但我们又不能仅仅满足于辨证治疗这一种方法。由于历史条件的限制，中医临床对"病"的体系未能真正发展、完善起来，未能发挥辨病与辨证相结合的论治方法。黄教授主张在保持辨证论治的基础上开展中医的辨病治疗，不妨借用西医的基础理论、基础诊断方法、基础治疗方法、基础药理方法，去运用中医药。例如心律失常的证型与心律失常的原发病因、心律失常的类型以及心律失常的并发症等有密切关系。如因自主神经功能失调引起者，常常表现为"心神不宁"证；因急性心肌炎、甲状腺功能亢进引起者，常常表现为"阴虚火旺"或"气阴两虚"证；因冠心病引起者，常常表现为"心脉瘀阻"及"心血不足"证；因肺心病引起者，常常表现为"痰扰心脉"证；因心功能不全引起者，或因严重心律失常引起的心功能不全者，常表现为"心气不足""心阳不足"证，甚者表现为"心阳虚脱"证。黄教授根据心律失常原发病因进行辨证论治,辨病与辨证相结合,遣方用药,有较好的疗效,有较高的重复性。

二、守正创新,力求精准

黄教授认为现代中医要现代化,要"辨病论治"与"辨证论治"相结合;要"辨中医的病,用中医的药",同时也要"辨西医的病,用中医的药",把西医的好东西拿过来为中医所用,以达到精准辨证、精准用药。中西医优势互补,用辨病确定治疗方向,用辨证确定治疗方法,满足具体患者的实际需求。例如针对关节红肿疼痛的患者,用"辨病"方法排除类风湿性关节炎、肿瘤、骨结核、增生性关节炎、外伤等疾病之后,确定患者为"急性痛风性关节炎";再用辨证的方法去确定患者究竟属何种证型,假若患者有口干苦、舌红苔黄腻等,即可确定为"湿热痹证"。按"病证"结合所确定的施治方向,结合现代中药药理研究,即可精准施治:选择具有清热通痹作用的"二妙散合白虎加桂枝汤"为基础,加具有清热作用的秋水仙碱样中药"山慈菇(小毒)",再加具有清热作用的激素样中药"秦艽、秦皮、青风藤、甘草"。由此组成的方剂,对痛风性关节炎辨证为湿热内蕴者具有非常好的疗效。待痛风性关节炎临床症状缓解之后,若患者表现为倦怠乏力、关节肿胀、舌淡苔浊的脾虚湿阻之象,可选用《医学心悟》的"萆薢分清饮"加土茯苓、薏苡仁、秦皮等药,以健脾利湿、分清化浊,降低血尿酸,以防痛风性关节炎的复发。"病证"结合的诊治方法,既保持了辨证施治的特色与优势,又克服了传统辨证施治笼统、大体、模糊的弊端。何乐而不为?

因此,黄教授经常鼓励年轻人要认真学习现代医学知识,无论是病理、生理,还是诊断、治疗、药理研究,我们都要积极吸取。只有熟练掌握中药现代药理与传统归经性味,在临床遣方用药时才能得心应手。如将理气中药对肠胃动力的影响,按现代中药药理分为胃肠动力促进药、胃肠动力抑制药、胃肠动力双向调节药。而胃肠动力双向调节药,不但适用于单纯的胃肠动力不足或亢进,还适合于胃肠动力紊乱,较目前西药只有单一的胃肠动力促进或抑制还更为优越。这种分类归纳法既保持了中医药特色,又发展了中医药特色,更有利于精准诊治,疗效确切。

黄教授认为,现代中医应守正创新,"病证"结合,精准辨证施治,在精准辨病、辨证的基础上精准用药,结合现代药理研究,选择具有"精准"治疗作用的方药,如此更有疗效,更好地为患者解除痛苦。

三、老年病学术思想概述

黄春林教授认为,老年患者多病共存,病情复杂,其病机以虚实夹杂、本虚标实为主。因此,对于老年患者来说,运用整体观念和辨证论治、病证结合,精准诊治,尤其重要。

1. 针对老年患者应重视扶正补虚　老年患者易阴阳失调、虚实夹杂,应重视补虚扶正的治疗。《素问·阴阳应象大论》指出:"年四十,而阴气自半也,起居衰矣。年五十,体重,耳目不聪明矣。年六十,阴痿,气大衰,九窍不利,下虚上实,涕泣俱出矣。"按照中医经典理论及黄老的临床实践,对于老年病证,应重视扶正祛邪,以维持老年人的整体健康。如对慢性迁延性疾病,选用黄芪、当归、黄精、女贞子等药物,或人参败毒散等方药,以扶正祛邪、托里消毒;又如尿毒症患者,可选用黄芪、淫羊藿扶正抑毒,配合大黄炭、积雪草通腑泄浊。这种扶正祛邪的办法,既医治了老人的顽疾,又维持了老人的健康。

2. 以后天养先天,重视健脾补肾　老年患者,脏腑亏虚,多责之脾肾。先天之本的"肾",需后天之本"脾"的供养维护。清代名医叶天士言"上下交损,当治其中",脾胃一虚则诸脏皆无生气。"有胃气则生,无胃气则死",临证之时须时时处处顾护脾胃。尤其是对于全身状态差,患有多种慢性病,胃肠功能紊乱、营养不良者,务必使其食欲增开、大便调,方能保证营养。黄教授在长期的医疗实践中,总结出"健脾六法",即疏肝健脾(柴胡、延胡索、香附、郁金等)、补气健脾(人参、党参、太子参、黄芪等)、益胃健脾(茯苓、白术、山药、扁豆等)、清热健脾(黄芩、黄连等)、温中健脾(生姜、干姜等)、理气健脾(木香、砂仁、藿香、佩兰等)、开胃健脾(谷芽、麦芽、神曲、鸡内金、山楂等)。六种健脾法综合应用于临床,疗效十分满意。

药食同源,在药疗的同时,最好配合饮食治疗。正如孙思邈云:"夫为医者,当须先晓病源,知其所犯,以食治之,食疗不愈,然后用药。"把食疗作为治疗疾病的首选对策。王凯均云:"长病与高年病,大要在保全胃气。保全胃气,在食不在药。……倘其力能食时,宁可因食而废药,不可因药而废食。"黄教授除了讲究饮食卫生、注重饮食有节、饮食宜忌等常见需注意的问题外,还特别强调辨证施食。根据不同疾病、不同证型、不同阶段、不同年龄、不同性别、不同爱好、不同习惯等,制成汤水、炒菜、粥、饭、面、糕点、茶酒等美食,使人食之美味,饱在腹中,效在除病强身,更好地延年益寿。

3. 治病求本,强调整体健康　老年人多病相兼,多脏腑失调,症状纷杂,因此我们要详参四诊,厘清主要矛盾,抓住根本病机,如《黄帝内经》所言"治病求本"。同时要强调中医的"整体观念",对于老年慢性、疑难疾病,不能只顾局部,不顾整体。必须在整体观的指导下,在核心病机的提示下,既抓主要矛盾,又做整体统筹,要强调整体兼顾局部,针对患者脏腑功能、精神状态、饮食睡眠、大小便是否通畅等症状作整体调理。比如对于老年高血压患者,我们既要调降血压,又需消除高血压的病因,治疗高血压合并症,以保持高血压患者的整体健康。

(李新梅　林晓忠)

第二章

博古通今

　　黄教授在中医现代化的研究中提出，中医现代化也是中医发展的需求，不同历史时期，中医现代化的形式和内容有所不同。借用现代科学技术的发展，特别是现代医学的发展，来保持、发扬中医的特色和优势，克服传统辨证施治的短处，达到特色累加，优势互补，这样才能更好地发展中医药，更好地为人民群众解除疾苦。黄教授在辨病用药方面颇具特色，他提出解决中医临床辨病用药的问题，首先必须要掌握现代的中药药理。他将中药现代研究资料收集整理，汇编成 130 余万字的《中药药理与临床手册》，分类与现代西药药理书籍模式相同，在每篇（章）的概述部分，按传统中药药性功效进行分类，再按现代中药药理进行归纳，之后才对每一味中药进行介绍。这种分类归纳法既保持了中医药特色，又发展了中医药特色，针对性强，适合中医临床医生查阅和应用。

　　本章节从老年医学的中医理论入手，结合黄教授中医现代化、精准辨病辨证的思想，对常用中药按不同系统进行辨病用药梳理。

第一节　中医老年病学的溯源

　　中医老年病学是中国传统医学的一个分支。中医对于防治老年病的认识源远流长，最早起源于先秦时期，经过朝代更迭，诸位医家的补充发展而日趋完善。本节从中医古籍研究的角度，根据历代医家对老年病的论述，总结老年病学的学术源流。

……系统地论述了阴阳、……理论。在很多篇章中论述了人体……的变化规律，论述了老年养生保健、衰老与抗衰……的理论与方法，为后世老年病学的理论研究和我国传统养生保健学说的形成与发展奠定了坚实的理论基础。其主要观点包括以下内容。

1. 阴阳学说 阴阳是中国古代哲学思想，是古人用以观察和解释自然现象的一对基本概念。《黄帝内经》把阴阳学说运用于人体生理、病理、诊断、治疗的研究和观察之中。如《素问·阴阳应象大论》所述："阴阳者，天地之道也，万物之纲纪，变化之父母，生杀之本始，神明之府也。故治病必求于本。"精辟阐述了阴阳是客观世界，也是人体生命活动的基本规律。

2. 藏象学说 人体气血和脏腑盛衰随阴阳变化规律、年龄增长而发生变化。《灵枢·卫气失常》首先提出老的年龄界限为五十以上，"人年五十已上为老"。《灵枢·天年》："人生十岁，五脏始定，血气已通，其气在下，故好走；二十岁，血气始盛，肌肉方长，故好趋……四十岁，五脏六腑十二经脉皆大盛以平定，腠理始疏，荣华颓落，发颇斑白，平盛不摇，故好坐；五十岁，肝气始衰，肝叶始薄，胆汁始灭，目始不明；六十岁，心气始衰，苦忧悲，血气懈惰，故好卧；七十岁，脾气虚，皮肤枯；八十岁，肺气衰，魄离，故言善误；九十岁，肾气焦，四脏经脉空虚；百岁，五脏皆虚，神气皆去，形骸独居而终矣。"《素问·阴阳应象大论》："年四十，而阴气自半也，起居衰矣。年五十，体重，耳目不聪明矣。年六十，阴痿，气大衰，九窍不利，下虚上实，涕泣俱出矣。"从以上论述可见，随着年龄的递增，脏腑、组织、器官逐渐衰老退化，每隔 10 年就有一个明显的变化。《黄帝内经》认为其关键在于真气的"盛衰存亡"，而"血气虚，脉不通，真邪相攻，

晋、隋、唐医家在老年生理、

（摄生）、延寿等方面都得到了充实和提...　...备

急千金要方》《千金翼方》中，大量论述了老年...　...治疗
方法。如孙氏非常重视食养与食疗，他认为："安身...，必须
于食。……不知食宜者，不足以全生。"并特别指出老年人食
养应注意以下几个方面：一是顺应四时，随之而变。"春七十二
日，省酸增甘，以养脾气；夏七十二日，省苦增辛，以养肺气；秋
七十二日，省辛增酸，以养肝气；冬七十二日，省咸增苦，以养
心气；季月各十八日，省甘增咸，以养肾气。"二是饮食清淡，节
制有度。"非其食勿食。非其食者，所谓猪、豚、鸡、鱼、蒜、鲙、
生肉、生菜、白酒、大醋、大咸也。……常宜轻清甜淡之物，大
小麦面、粳米等为佳。"三是五味调配，不可偏嗜。"五味不欲偏
多，故酸多伤脾，苦多伤肺，辛多伤肝，咸多伤心，甘多伤肾，此
五味克五脏五行，自然之理也。"四是注意饮食卫生，以防疾病。
"一切禽兽自死无伤处不可食""若得肉，必须新鲜，似有气息则
不宜食，烂脏损气，切须慎之、戒之"等。关于食养方面的精湛
论述，无不为后世提供了宝贵的养生防病经验。在对老年病的

治疗方面，孙氏强调食疗先于药疗，他认为："食能排邪而安脏腑，……若能用食平疴释情遣疾者，可谓良工。"他在《千金翼方·养老食疗》中还记载了 17 首养老食疗方，为我国老年食疗学的发展奠定了基础。

至宋代，医学家陈直撰写了我国现存最早的老年医学专著《养老奉亲书》。该书成书于公元 1085 年，较西方学者弗罗杰所撰 MEDICINE GEROCOMIA（《老年保健医学》，成书于 1724 年）早六百余年。此书阐述老年病机、老年人生活起居和老年疾病护理等方面内容，收集四季通用和应时药方食疗方、备急方共231 首，其中食疗方占 182 首。针对老年人的身体状况，治疗应先采取食疗之法，"食之不愈，然后命药"，只有在食疗不能产生效果时才服用药物。对于多种老年疾病的治疗方药，原书都有具体的记载，而且内容丰富实用，如"四时通用男女老人方""时春、夏时、秋时、冬时用药诸方""食治老人诸疾方"等，为患者的提供了很多药方。同时治重将护奉养，突出预防。

三、中医老年病学的逐步充实和发展

经过历代医家的充实和发展，中医老年病学日渐完善。尤其是宋元和明清时期，百家争鸣，在对老年病的认识和治疗思想的形成和发展上，作出了突出的贡献。基于《黄帝内经》对于老年病的最早认识，大多医家立足于"本"。而中医所说的本，有"先天之本"的肾和"后天之本"的脾胃之分。因此，历代医家对老年病探讨的着重点分为三派：首先是以保养"先天之本"为主的，代表医家有张景岳、赵献可、喻嘉言等；其次是以强健"后天之本"为先的，代表医家有朱丹溪、李东垣、胡慎柔等；还有就是以脾肾并重的，代表医家有叶天士和李中梓等。除立足于本以外，尚有明末汪绮石的虚劳防护，及将攻法应用于老年病治疗的张子和、虞抟、林佩琴等。

1. 保养"先天之本"为重　《素问·上古天真论》在描述人之生、长、壮、衰的变化过程中，特别强调"肾气盛……身体盛壮""肾脏衰，形体皆极"。这就鲜明地指出：衰老的成因在于

"肾"气衰竭。明代著名医家张景岳在《类经附翼·大宝论》中提出:"得阳则生,失阳则死。阳衰者,即亡阳之渐也。……人之大宝,只此一息真阳。"从而揭示了肾阳衰则折人寿的观点。因此,张景岳治疗老年病每以匡扶肾阳为先务。如咳喘、眩晕、中风、胸痹及便秘等,都是老年人的常见病、多发病,景岳认为凡此疾病皆为肾阳衰所导致,故在治疗上注重温补肾阳。景岳所主的阳衰折寿论和所创的温补肾元法,极大地丰富了老年病学,对后世产生深远的影响。而同一时期的名医赵献可也属先天论者,他在其所著的《医贯》中说:"生而老,老而病,病而死,人所不能免。但其间有寿夭长短之差""火乃人身之至宝"。然则决定人之长寿或早夭的主要因素在于"命门之火"。现今认为,命门之火即指肾阳,是生命本元之火,寓于肾阴之中,对人体生殖、生长、发育及衰老均有密切关系。后世医家从其医案中总结出二法,即温补元真之火和滋养水中之火。赵献可认为"命门君主之火,乃水中之火,相依而永不相离也。火之有余,缘真水之不足也,毫不敢去火,只补水以配火。……火之不足,因见水之有余也,亦不必泻水,就于水中补火""世人皆曰降火,而予独以地黄滋养水中之火;世人皆曰灭火,而予独以桂附温补天真之火"。由此足以证明赵氏治疗老年病以培养命门之火为主,此乃其精髓所在。及至清代医家喻嘉言,他不仅在整理发挥《伤寒论》方面享有盛名,对老年病的治疗也颇有见地。他在《寓意草》中阐发衰老成因时,十分注意肾阳的作用,指出:"高年人唯恐无火。无火则运化艰而易衰,有火则精神健而难老。有火者老人性命之根。"此处所指的火,应该就是肾中之真阳。他在肯定了老人的命根在于肾阳之后,又提出了"收摄肾气,原为老人之先务"。在他看来,"肾中之气,易出难收""阳气以潜藏为贵,潜则弗亢,潜则可久",因"年高之人,肾水已竭,真火易露"。这些独到的经验,受到后世医家的推崇和效法,可谓屡验不爽。

2. 强健"后天之本"为先 强健后天之本,究其根源,始于《素问》中"年长则求之于府"一语。清代黄元御在《素问悬解》

释之："年长者肠胃日弱，容纳少而传化迟，府病为多，故求之于府"，提示了脾胃对老年人的重要作用。我国古代医家将人体"胃气"的强弱视为长寿或夭折的重要原因之一。《素问•平人气象论》中"人无胃气曰逆，逆者死"，把"胃气"提高到重要的地位。金元时期名医李东垣上承经旨，提出"脾胃病则元气衰，元气衰则必折人寿"的思想。他认为"人寿应百岁，……其元气消耗，不得终其天年"（《兰室秘藏》）。他在《脾胃论》中亦说："元气之充足，皆由脾胃之气无所伤，而后能滋养元气。若胃气之本弱，饮食自倍，则脾胃之气既伤，而元气亦不能充。"揭示了元气的盛衰取决于脾胃之强弱。他还说"究乎生死之际，所著《内经》，悉言人以胃气为本"（《内外伤辨惑论》），进而强调"胃气岂可不养，复明养胃之理，故经曰'安谷则昌，绝谷则亡'……胃不可不温，血温胃和，荣卫将行，常有天命"（《内外伤辨惑论》）。因此他治疗老年之疾，多以调养脾胃为主。而由其所创的脾胃学说对后世医家，尤其是温补学派影响很大。与李东垣同为金元四大家的"滋阴派"创始人朱丹溪，在老年病的治疗上，也主张从脾胃入手。在他看来，"补肾不如补脾，脾得温则易化而食味进，下虽暂虚，亦可少回"（《格致余论》）。显然他是以后天脾胃所化生的水谷精气来弥补先天之肾阴亏。先天之精须依赖后天水谷之精气源源不断地供给，肾自损者，脾胃犹可补足。明代医家胡慎柔在朱丹溪这种以后天来补先天的治疗思想之上又有了新的创见。他所著的《慎柔五书》强调"后天之本"，认为"虚损诸病，久之皆属脾虚""凡诊老人及病人，六脉俱和缓而浮，二三年间当有大病或死，何也。脉浮则无根，乃阳气发外而内尽阴火也。用保元、健中服之，则阳气收于内。反见虚脉，或弦或涩，此真脉也。宜照脉用保元助脾之剂，脉气待和，病亦寻愈，寿亦不可限量"。这其中所包含的深意是，老年沉疴重疾应当从脾胃着眼调治，在老年虚损诸病的治疗上也皆从调补脾胃入手。他顾护脾胃的特点体现在选方用药上，多用缓方轻剂，而不用峻猛急方，如选方多用六君子汤、补中益气汤，施药亦多以几分、一钱。胡慎柔所主张的以后天补先天的治法,和朱丹溪所论可谓一脉相承,互相辉映。

3.先后之本同重　还有一派医家则认为,无论是先天之本,还是后天之本,对于老年人同样重要,治疗以脾胃、肾并重。明代薛己在疾病的治疗中,特别重视人体"先天之本"和"后天之本",即脾、肾。他强调辨证并精于辨证,认为脾肾虚衰多为疾病的内因,治病注重从脾肾论治。他不仅是李东垣的脾胃学说的倡导者、实践者,善用补中益气,同时又宗钱乙,善用六味地黄补肾阴,为后世树立了补肾之典范。更可贵的是,薛己将二方合用,发展脾肾同治。他所治之老年病,很多一方面补肾,"益火之源以消阴翳"或"壮水之主以制阳光";另一方面健脾温中,固后天之本。总之,薛己能灵活地运用补脾、补肾之法,并能将二者有机地结合起来。而同是明代医家的李中梓也擅长治本,他认为"新病年壮者多实,久病年衰者多虚"(《医宗必读》),因此对老年虚痨、咳嗽、中风、淋证等病证的治疗无一不是从脾、肾下手。《医宗必读·虚痨》:"脾、肾者,水为万物之元,土为万物之母,二脏安和,一身皆治,百疾不生。夫脾具土德,脾安则土为金母,金实水源,且土不凌水,水安其位,故脾安则肾愈安也。肾兼水火,肾安则水不挟肝上泛而凌土湿,火能益土运行而化精微,故肾安则脾愈安也。"他还认为:"补肾扶脾,法当兼行。然方欲以甘寒补肾,其人减食,又恐不利于脾;方欲以辛温快脾,其人阴伤,又恐愈耗其水。两者并衡而较重脾者,以脾土上交于心,下交于肾故也。若肾大虚,而势困笃者,又不可拘。"这就告诉我们,高年之人非但肾脏虚耗,且脾胃也薄弱。因此,李氏在治疗老年病中很重视顾养胃气,反对"惟知尽剂,不顾本元"者。暮年之人,大多脾胃虚弱,不能耐受猛攻峻补,只宜调养温补,因胃气一败,百药难施。也提示我们,治疗老年病不要急躁求成,而是必须缓图其功。

到了清代,名医叶天士治疗老年病也多采用补肾和健脾养胃法。他在《临证指南医案》就反复提出:"五旬又四,阳明脉衰""高年阳明气乏""此皆高年下焦空虚,肾气不纳所致"。临床上确实可见老年肾衰体弱犹可从脾胃培补而康健者,假若先天枯竭，后天又生化无源，那么生命也就危殆了。叶氏将阳明胃和肾放在同样的高度上来治疗，较之前人，可说是更为完备，分析得更全面。

上面所述的以先、后天之本立论的医家，经辨证后，在治法上多以补法为主。然历代名医对老年病的治法亦有主攻、攻补兼施。清代医家林佩琴在其所撰的《类证治裁》中又极大地丰富了老年疑难、危急病证的治疗经验。他将老年暴病速急归结为火，并以镇摄之法治之。诸病中严重危害老年健康者，莫过于中风、胸痹及哮喘等，而中风尤其病势急重，预后不良。然林氏镇摄之法，镇肝以息风，直中要害，遏制病情进展，大有未中先防、既病防变之功。并且虽然大家都认为老年人体虚治当求本，然标急危及生命或影响本病时，林佩琴多先顾其标，再治其本。

清代王清任在《医林改错》中提出《脑髓说》，"灵机记性不在心在脑"，指出中老年患者脑髓空虚，灵机记性下降。在《痹证有瘀血说》指出"詈骂歌唱，不避亲疏，许多恶态，乃气血凝滞脑气，与脏腑气不接"，指出精神异常与气血凝滞脑气相关。后世医家受其启发，针对老年性痴呆，辨病辨证多宜活血化瘀、通络开窍，可选用通窍活血汤、癫狂梦醒汤等方，验之临床常获奇效。

至此，老年病的防治理论和实践得到充实和发展，对临床发挥全面的指导作用。

四、近现代中医老年病学不断发展和完善

到了近代医家张锡纯，则认为老年人"久病多虚""久病多瘀"，所以他在治疗上多采取补虚化瘀。现在临床所见，老年病虚而兼瘀者确非少见。张锡纯这一独到的见解，在现今颇受重视，是研究老年病热点之一，受到很多医家的推崇。近观当代医家中，颜德馨教授结合多年的临床经验，强调"久病必有瘀，怪病必有瘀"这一观点，认为年迈之体，正气渐消，气血运化失衡，气虚无力推动血液流通而留瘀；瘀血阻滞脉络，脏腑得不

到正常的濡养，使正气难以复生，又进一步加重机体虚衰，最终致虚实夹杂，疾病由生。周仲瑛在辨治冠心病、脑梗死等老年常见疾病时多从"肝肾亏虚，痰瘀阻络"入手，疗效显著，在此基础上提出"肝肾亏虚，痰瘀阻络"为常见老年病的基本病理特点。《读医随笔》提到"阳虚血必凝，阴虚血必滞"。张琪教授十分重视肾之阴阳在调控气血中的重要作用，认为老年人肾气不充，阴阳虚损，必致血瘀，气血失调而生诸疾，临证时即便没有瘀象也可适当加入活血、养血等血分之品。陈可冀院士一直致力于中西医结合防治老年病研究，他对长寿老人进行社会性的调查研究，观察总结长寿的经验，提出与临床治疗相比，预防疾病和提高健康水平是控制衰老的更有效手段；对老年失能者，要建立多学科合作，构建社会、家庭、医疗机构共同参与的"大康复"机制。他带领研究团队对清代宫廷医案进行整理挖掘，优选出一批清宫最为常用的方剂（包括食疗方），并证实了其在老年病防治中具有很好的应用价值。治疗方面，补虚祛瘀并用防治血管老化，病证结合治疗动脉血栓性疾病，补肾活血治疗中老年冠心病，"虚""瘀""水"为纲、病证结合治疗心衰，这些均推动了中医老年病现代化的进程。

综上所述，中医在老年病的治疗上源远流长，从《黄帝内经》奠定中医老年病学的基本理论，到后世医家实践经验的积累和对学术理论的发挥，中医老年病学不断得到充实和提高，它所具有的特点和优势，有赖于今天的我们来深入研究并发挥之，使其为我国乃至世界人民作出更大的贡献。

第二节　中西医学对衰老机制的研究

一、中医理论对衰老的认识

中医学对衰老的认识和研究可谓源远流长，先秦时期的《黄帝内经》将《上古天真论》《四气调神大论》《生气通天论》三篇置于卷首，较为系统地阐述了养生之道。后世医家在此基础上有所创新,共同完善和丰富了衰老理论体系。综合起来,主要有以下几种学说。

(一)阴阳失调

人生之本,本于阴阳。阴阳是人寿命的根本。"阴平阳秘,精神乃治",人体是一个阴阳运动协调平衡的统一体。人生历程就是人体内部以及人体与外界之间的阴阳运动平衡的过程。《素问•阴阳应象大论》里明确指出,人的衰老同阴阳失调有关,即"能知七损八益,则二者可调;不知用此,则早衰之节也"。可见,阴阳失调能导致衰老。

阳气是维持人体生命活动的动力和物质基础,主要指肾气、元气、宗气、卫气。精血津液的生成、输布和排泄及脏腑经络的生理功能都有赖于阳气的推动作用。《素问•生气通天论》说:"阳气者,若天与日,失其所则折寿而不彰。"阳气是决定人体生长发育的基本动因。父精母卵,非阳气不发,非阳气不生,非阳气而不能阴阳相搏,化育新的生命;气血津液,非阳气不长,非阳气不行,非阳气不能发挥其滋养濡润之作用;五脏六腑、四肢百骸,非阳气不动,非阳气不运,非阳气不能互相促进、互相制约。元气失守,阴阳无根,一切与生命相关的要素都失去推动的能量。后世医家孙思邈在《千金翼方•养老大例》中指出"人年五十以上,阳气日衰,损与日至",认为人的衰老关键在于阳虚。

阴阳平衡是维持人体生命活动和健康的根本。恰如《素问•生气通天论》曰:"凡阴阳之要,阳密乃固,两者不和,若春无秋,若冬无夏。因而和之,是谓圣度。"而阴阳两者是互根互用、互相依存的,不可独立存在。正如《外经微言》所言:"虽阳解于阳,实阳得阴之气也。虽阴解于阴,实阴得阳之气也。此阳根阴、阴根阳之义耳。"阴阳任何一方的异常都会造成机体障碍或导致加速衰老。

(二)脏腑虚衰

人体是以五脏为中心的统一体。五脏阴阳是人体阴阳之根本。五脏坚固,为长寿之根;五脏皆虚,是衰老之本。

肾气虚衰：肾为先天之本，主藏精，真阴、真阳寓于其中，为元气生生不息之地、阴阳化生之源泉、五脏六腑之本。肾气充盛，元气充足，阴平阳秘，生化不已，则精神健旺，形体强健；而肾气虚衰，元气不足，阴损阳耗，生化衰惫，人之衰老就会加速而来。

脾胃虚衰：脾胃为水谷之海、后天之本、气血生化之源，与肾同为五脏六腑之本。人体的生长发育、维持生命的一切物质，均赖脾胃以生。脾胃虚衰，化源不足，气血亏虚，元气不充，则体弱多病而早衰。故曰：脾胃为养生之本。调理脾胃为"养老之大要"。

心脏虚衰：心藏神而主血脉，为君主之官、五脏六腑之大主、生命活动的主宰。"主明则下安，以此养生则寿……主不明则十二官危……以此养生则殃。"（《素问·灵兰秘典论》）心旷神悦，气血充足，体强神旺，寿延年增。反之，"心动则五脏六腑皆摇"，心脏虚衰，气亏血少，体弱神疲，早衰减寿。故历代养生学家尤其强调保养心神，认为调养心神乃养生之宗、治病之本。

肝脏衰惫：肝主藏血而为血海，主疏泄，调节气机升降出入，为天地之体用，为百病之纲领，生死之枢机。肝气条达，气机调畅，内而脏腑，外而肌肉，纵横往来，气血周流，并行不悖。肝为气化之本，脏腑、经络之气化，皆赖肝之气化以鼓舞。肝为五脏之贼，随着年龄增长，肝气日衰，肝血日虚，疏泄不利，则性情变异，百脉不定，鬓发憔焦，筋萎为痨，而不能终其寿。

肺脏衰弱：肺主气，司呼吸，为百脉之宗。人生以气为本，"人受天地之气以化生性命"（《素问病机气宜保命集·原道论》）。气贵运行不息，升降有常；肺气虚衰，治节不行，则多病早衰而夭亡。

五脏当中，又以"肾虚致衰"为后世所推崇：人的衰老是由肾气衰开始，人体的生命活动都依赖于肾气的推动作用，肾气衰则五脏六腑生理功能减退；肾又能主骨生髓，若肾精不能充养骨髓，则会出现头晕耳鸣、腰膝酸软、骨质疏松、牙齿脱落、华发早生甚至脱落等衰老征象。因此肾气的虚衰与肾精的亏耗是导致衰老的主因。

（三）精气衰竭

人身"三宝"——精、气、神，是养生的关键。精为生命活动的基础，人的四肢、九窍和内脏的活动以及人的精神思维意识活动，均以精气为源泉与动力。精化气，气生神，神御形。精是气、形、神的基础，亦是健康和长寿的根本。故曰："善养生者，必宝其精，精盈则气盛，气盛则神全，神全则身健，身健则病少。神气坚强，老而益壮，皆本乎精也。"（《类经·摄生类》）精贵充盈固秘，而难成易亏，故保精存精为寿命之本。

除了上述认识外，还有先天遗传学说、情志致衰、津液不足致衰、痰浊血瘀致衰等学说，这些学说相互联系、相互补充，共同完善了中医关于衰老的理论体系。在这个理论体系中，肾虚致衰占主要地位，这一点也得到了古今医家的广泛认同，肾气维系人体一切的生命活动，《素问·上古天真论》中关于女子七七、男子八八的论述，表明了肾气的盛衰与人体的生长、发育和衰老密切相关。现代研究也证实，中医的肾虚致衰理论涵盖了机体的神经、内分泌、自由基、免疫等诸多方面，其认识具有宏观性。

二、现代医学对衰老机制的研究

衰老指生物体（包括植物、动物和人类）在其生命过程中，生长发育达到成熟期以后，随着年龄的增长在形态结构和生理功能方面出现的一系列慢性、进行性、退化性的变化，导致机体适应能力、储备能力日趋下降的过程。衰老是癌症、心血管疾病、糖尿病和神经退行性疾病等人类疾病最主要的风险因素之一。在过去的几十年中，相关研究报道了关于衰老过程中潜在分子机制的重要见解，如端粒缩短、DNA损伤积累、线粒体功能障碍和表观遗传改变等，以及调控衰老过程中相关信号通路可以改善许多与年龄相关的病理特征。

近年来，科学家们对衰老机制不断深入研究，提出了各种新颖的理论观点。虽然这些理论观点对于衰老机制的认识取得了有意义的进展，但同时也存在许多局限性和不确定性。如许多已被证明与衰老发生相关的分子机制，它们之间的关联并不意味着因果关系；同时任何研究设计中的技术因素也可能在研究结果的解释中带来重大问题，如端粒长度的测量等。生理衰老和衰老相关疾病反映了真正的衰老过程，但研究方法因其生理和环境背景的混杂影响而变得复杂。未来几年，进一步研究开发新的实验模型系统和实验手段，将有助于增加对衰老过程的理解，为检测和治疗衰老相关疾病提供新的依据。

（一）自由基学说

自由基是机体生命活动中各种生化反应的中间代谢产物，是能独立存在于机体内的一类含活泼不成对电子的特殊物质。正常情况下，机体中各种抗氧化酶、小分子非酶抗氧化剂与自由基的产生处于动态平衡状态。在机体衰老的有氧代谢中，机体自由基平衡破坏，造成自由基过剩。过剩自由基可引起脂质过氧化反应并产生脂质过氧化产物，可攻击细胞膜及核酸、蛋白质和酶类等生物大分子，使其变性，最终导致细胞功能严重受损以致衰老、死亡。

（二）免疫学说

美国病理学家 Walford 教授在 20 世纪 60 年代提出在各种衰老学说中占据十分重要地位的免疫衰老理论，该理论认为免疫系统是参与机体老化过程的调节机制之一。随着年龄增长，机体的前炎症和抗炎症免疫应答平衡被打破，导致前炎症介质基本水平提高，减弱机体先天性和适应性免疫应答的激活，导致免疫应答反应下降；同时，免疫器官也逐渐老化，免疫细胞功能和数量降低，导致机体的免疫功能减弱。免疫功能低下是各种疾病发生、发展的基础，也是促进机体衰老的重要因素。

（三）端粒学说

1938 年，英国爱丁堡大学 Muller 首先发现了端粒（telomere）。它是位于染色体两臂末端的一段特定的 DNA 重复序列。其作用是保持染色体的完整性和控制细胞分裂和 DNA 复制次数。

在人类和其他动物的细胞分裂过程中，随着 DNA 不断的复制，端粒为保护染色体末端而不断地被消耗，长度逐渐变短。

当端粒缩短到一定程度时，细胞就不能继续分裂，DNA复制也不能正常进行，细胞即表现为衰老、死亡。

（四）DNA损伤学说

DNA损伤是DNA分子结构的异常改变，包括错配、缺失、插入、重排四种方式。大量研究表明，衰老与DNA损伤和自我修复能力有着紧密联系，其可以直接影响DNA复制、转录和蛋白质合成，从而影响细胞的生长、发育、遗传、代谢、繁殖和其他重要生物活动。DNA损伤和突变是癌症、衰老和死亡的共同基础，并且其内在原因是衰老最重要的驱动因素。

第三节　老年病常用中药现代药理研究

黄春林教授主要的用药特点，是现代中药药理学的研究成果与辨证、辨病相结合，活用于临床处方中。黄老在其编著的《中药药理与临床手册》中明确指出，中药的药理实验结果是否可以直接指导临床医生处方用药，具体情况应做具体分析：①可以直接指导临床医生处方用药。这些中药药理研究所得出的结果，基本属于全草入煎剂、口服有效类。如柴胡的护肝作用可用于各型肝炎；黄连的抗菌作用可用于各种感染性疾病；人参、黄芪、淫羊藿等可提高免疫功能；丹参、川芎等具有扩张冠脉、抗心肌缺血作用等。②中药有效成分（或部位）的实验结果，基本上能够代表全药的药理作用，如在中药中含量和口服生物利用度较高，生物活性较强，也可直接指导临床医生处方用药。如延胡索碱的镇痛作用；冬凌草甲素的抗癌作用；雷公藤多苷的镇痛、抗炎作用等。③制成现代制剂后应用于临床。有些中药的化学成分（或部位）在动物实验有效，或特定给药途径有效，或由于该有效成分（或部位）的活性、含量以及同时存在的其他成分等原因，其全草煎服临床应用时并不能取得明显疗效，必须经过分离提取形成现代制剂，才能用于临床。如满山红的有效成分杜鹃素和杜鹃酮具有明显的祛痰和止咳作用，但由于其全草内存在浸木毒素对人体有害（心血管毒性），必须通过化学处理除去浸木毒素后才能用于临床治疗咳喘类疾病；又如从天花粉提取的天花粉蛋白经皮下或肌内注射，可使妊娠小鼠、兔、狗或猕猴的大部分胎仔死亡，大剂量天花粉蛋白阴道内给药也可使孕兔流产，但在临床上以天花粉入煎剂并无此种效果，必须提取天花粉蛋白注射给药才具有抗早孕作用。④少数具有明显种属差异，对动物有效而对人体无效的药理实验结果则无临床意义。综上所述，临床用药依然立足于辨证施治的基础上，利用中药药理，选取有循证依据的药物，提高治疗相关疾病的临床疗效。

一、延缓衰老药物

中药抗衰老研究大约可追溯到两千五百多年前的战国时代，此后历代不少医家对之都有论著。《神农本草经》所载360种药物中即有近一半被认为有"轻身延年"之功效。中医抗衰老理论概括起来，主要分为两大类：①补益延年，针对各种原因引起的机体功能低下所表现的肾虚、脾虚、气血阴阳虚损等证候，采用补益之法，即"虚则补之"，扶正固本，使阴平阳秘，气血调和，而延年益寿；②祛邪延年，不少医家认为衰老的原因与血瘀有关，人体衰老的过程也是气血由盛转衰的过程，气虚进而导致血瘀，通过活血化瘀等治疗大法，可使气血调达，而奏祛邪益寿之功。

黄春林教授在《中药药理与临床手册》指出，中医药临床和基础研究不断深入，从整体、细胞、分子及基因水平上阐述了中药抗衰老的机制，不同程度地揭示了中药补益延年和祛邪延年的本质。根据前文提及的四种学说，中药现代药理学的药物研究分别论述。

（一）中药清除自由基

中药清除自由基主要通过三种方式。第一，中药通过增加超氧化物歧化酶（SOD）和谷胱甘肽过氧化物酶（GSH-Px）等各种抗氧化酶的活性和含量，可以达到增强体内抗氧化系统功能的目的。第二，中药可以自身直接清除自由基。第三，中药可以抑制脂质过氧化。脂质过氧化是氧自由基通过以下方式破坏组织的：氧自由基＋细胞膜脂质→脂质过氧化反应→脂质过氧化→丙二醛细胞成分→脂褐素。

已知多种抗衰老中药能够降低脂质过氧化物（LPO）、丙二醇水平，提高体内 SOD、GSH-Px 的水平。详见表 2-3-1。

表 2-3-1　抗氧化作用中药分类

类别	药物名称
降低 LPO 的中药	人参、刺五加、银杏、薤白、大蒜、石斛、天麻、生姜、细辛、大黄、丹皮、葛根、当归、生地、绞股蓝、龙眼肉、何首乌、枸杞子、红景天、珍珠、罗布麻、菟丝子等
降低丙二醇的中药	人参、三七、刺五加、罗布麻、五味子、红景天、珍珠、漏芦等
提高 SOD 的中药	枸杞子、红景天、刺五加、龙眼肉、石斛、天麻、细辛、山茱萸、罗布麻、绞股蓝、生地、党参、珍珠等
提高 GSH-Px 的中药	生地、葳蕤等

黄芪能够通过调节抗氧化因子从而抑制氧化应激。研究发现，黄芪注射液可改善 SOD 活性，降低丙二醇以及自由基的水平，从而发挥抗衰老作用。枸杞中的主要成分枸杞多糖（LBP）是有效的自由基清除剂，对衰老大鼠模型研究发现，LBP 可有效清除氧自由基，并抑制大鼠肝匀浆中丙二醛的形成。杨艳选取 10 种中药（黄芩、红花、茶叶、贯叶金丝桃、槐米、木蝴蝶、金荞麦、金银花、山楂叶、山楂鲜果）提取物，采用第三代大鼠乳鼠心肌微血管内皮细胞，从细胞上清液测定丙二醇、SOD 和 GSH-Px 活性。实验结果表明：10 种中药醇提物能明显提高 ox-LDL 损伤的内皮细胞存活率，减少丙二醇含量，提高 SOD、GSH-Px 活性，其机制可能与直接减少自由基生成，增强损伤的细胞清除自由基以及增强内源性抗氧化酶的活性有关。体外实验证实了肉苁蓉多糖的抗氧化作用，能明显降低丙二醇、NO 的水平，SOD 有上升的趋势。

（二）中药的免疫调节

美国病理学家 Walford 教授在 60 年代提出在各种衰老学说中占据十分重要地位的免疫衰老理论，该学说认为免疫系统是参与机体老化过程的调节机制之一。周琳等研究发现人参皂苷 Rb1 可通过抑制 NF-κB p65 介导的炎症反应延缓内皮细胞衰老。李倩等发现黄芪总黄酮可通过抑制 Mark 信号通路而抑制炎症，改善脑衰老。由此可见，中药通过调节免疫延缓衰老主要通过 TGF-β、NF-κB、Mark 等信号通路，药物主要为人参、黄芪等补气类药物。人参调整衰老过程和预防早衰的主要成分是人参皂苷，其重要作用是刺激功能低下的生理系统，使其生理生化反应趋于正常，而阻止由于各种原因引起的恶性循环，以达到延年益寿的目的。人参皂苷、人参茎叶皂苷和人参多糖可抑制多种因素诱发的动物肝、脑、肺等组织的脂质过氧化，消除阴离子自由基。人参总苷、人参二醇体外可消除二甲基亚砜在有氧条件下产生的超氧离子自由基，人参总苷作用强于人参二醇。在对体外人胚肺二倍体 SL7 株成纤维细胞（25 代）的抗衰老研究中也发现，人参注射液可明显促进二倍体细胞生长、增殖能力，并稍延长细胞寿命。黄芪多糖在一定剂量范围能增强淋巴因子激活的杀伤细胞（LAK 细胞）的作用，LAK 细胞能杀伤对自然杀伤细胞（NK 细胞）敏感或不敏感的肿瘤细胞，但对正常细胞很少损害，其中以 0.01mg/ml 作用最强，为原 LAK 细胞杀伤作用的 3 倍。但黄芪多糖浓度过高或过低时无增强作用，甚或有抑制倾向。某些癌症患者使用黄芪有效成分 F3 后，患者所需 LAK 细胞的数量可减少一半。冬虫夏草营养液在试管内有明显抑制大鼠肝匀浆 LPO 生成的作用，并呈剂量 - 反应关系。小鼠体内试验可见冬虫夏草营养液明显抑制肝 LPO 生成，并使红细胞 SOD 活力增高，提示发酵培育冬虫夏草营养液具有抗衰老作用。

（三）端粒学说相关中药

端粒学说相关的抗衰老中药主要包括黄芪、锁阳、当归，以及由人参、何首乌等中药组成的中药复方制剂。黄芪单体提取物 TA-65 在端粒缩短细胞模型中能够增加端粒酶活性。此外，由黄芪、白术和防风组成的玉屏风胶囊具有防止衰老的潜力，其抗衰老机制主要是玉屏风胶囊能够激活端粒酶，提高端粒酶活性。在研究锁阳抗衰老相关文献中，证实锁阳提取物锁阳多糖能够通过改善端粒长度发挥抗衰老作用。锁阳多糖含药血清处理肺癌 A549 细胞，在培养 48h 后收集细胞测定端粒长度，结果表明各浓度处理后的肺癌 A549 细胞端粒长度都明显缩短。另一种中药成分当归多糖，在造血干细胞（hematopoietic stem cell）小鼠衰老模型中的潜在机制可能为当归多糖可以拮抗 X 射线诱导的造血干细胞衰老，其作用是通过延长端粒长度，增加端粒酶活性，下调 P53 蛋白表达水平而实现的。

（四）DNA 损伤保护

研究表明，中药及其有效成分可以保护 DNA 双链体的完整性，并通过抵抗 DNA 损伤来防止基因突变。与抗 DNA 损伤相关的抗衰老中药有葛根素、松花粉、茶多酚等。研究发现，葛根素可以延缓线粒体 DNA 损伤，从而延长自然小鼠寿命。小鼠实验中显示，60mg/kg 的葛根素可以起到延缓皮肤衰老的作用。喻陆等以昆明老年小鼠作为研究对象，观察松花粉对老年小鼠肾组织线粒体 DNA（mtDNA）缺失和突变的影响。结果显示，老年对照组小鼠肾组织内 mtDNA 表达和缺失水平明显升高；松花粉组小鼠肾组织较对照组 mtDNA 缺失较少，含量明显降低。从而推测松花粉能够抑制老年小鼠肾组织 mtDNA 缺失和突变。此外，实验发现，茶多酚具有抗衰老作用，可显著提高DNA 甲基化酶的活力。

（五）中药复方抗衰老研究

中药复方讲究配伍及药物的相互作用，因此下文从中医理论出发，选取较具代表性的"肾虚致衰说"以著名的补肾填精复方来阐述。

1. 六味地黄丸　北宋名医钱仲阳之方，由熟地黄、山萸肉、牡丹皮、山药、茯苓、泽泻等六味中药组成。方中以熟地黄为主药，滋阴补肾，填精益髓；辅以山萸肉，补养肝肾，涩精止遗；山药补脾固肾涩精。三药配伍，滋补肝、脾、肾，属本方"三补"，用以治本。由于肝肾阴虚往往会导致虚火上炎，故佐以泽泻利水，降肾经虚火；牡丹皮凉血清泻肝火，并制山萸肉之温涩；茯苓渗湿利水健脾，并助山药之健运。三药为本方"三泻"，渗湿浊，清虚热，平其偏盛以治标。全方六药合用，补泻兼施，泻浊有利于生精，降火有利于养阴，诸药滋补肾之阴精而降相火，做到"壮水之主，以制阳光"。黑龙江中医药大学梁华教授课题组运用蛋白组学技术，证实六味地黄丸的干预可有效调节核糖体结合蛋白 1、核孔复合体蛋白 nup98-nup96、丝氨酸 / 精氨酸重复基质蛋白 1 等差异蛋白的代谢，其机制主要富集于氧化磷酸化，胰岛素信号通路，甘氨酸、丝氨酸和苏氨酸的代谢，内质网蛋白质的加工，肥厚型心肌病等 5 条与衰老作用密切相关的信号通路。这表明六味地黄丸的干预可以有效改善因自然增龄而可能出现的与人体阴虚作用密切相关的各种生物学反应变化。魏群以 70 岁以上老年人为研究对象，观察组连续服用六味地黄丸 3 个月，对照组研究期间不服用任何影响免疫功能的药物。于治疗前后采用流式细胞仪检测两组外周血免疫指标（CD3[+]、CD4[+]、CD4[+]/CD8[+]、CD95[+]）的变化情况。结果显示，观察组治疗后与治疗前及对照组治疗后比较，CD3[+]、CD4[+]、CD4[+]/CD8[+] 均明显增高（$P < 0.05$），CD95[+] 均明显下降（$P < 0.05$），推测六味地黄丸可调节老年人的细胞免疫功能，从而达到抗免疫衰老的作用。孙琳林等研究六味地黄丸对 D- 半乳糖致亚急性衰老大鼠抗自由基能力和 P16 蛋白表达影响，发现其能够提高血中总抗氧化能力和肝组织中过氧化氢酶（CAT）水平，以及抑制超氧阴离子自由基的能力；还可下调细胞寿限调控基因 P16 蛋白表达水平，从而有效提高机体抗自由基能力。同样是以 D- 半乳糖致亚急性衰老大鼠模型，李红波等研究表明，模型组肾组织 SOD 活性显著降低，丙二醇含量显著增高；予以六味地黄丸干预后，衰老大鼠肾组织 SOD 活性升高，丙二醇含量下降，血 NO、NOS 的含量也降低，证实六味地黄丸具有抗氧化作用。

2. 金匮肾气丸 肾阳为五脏阳气的根本，是维系生命活动的基本动力；若肾阳亏虚，脾阳失于温煦，就会导致早衰，进而影响人的寿命。故许叔微《普济本事方》"二神丸"下云："肾气怯弱，真元衰劣，自是不能消化饮食，譬如鼎釜之中，置诸米谷，下无火力，虽终日米不熟，其何能化？"针对肾阳虚的名方金匮肾气丸，出自汉代张仲景的《金匮要略》，具有补肾助阳、化生肾气的作用，主治肾阳气不足证。现代药理研究表明，金匮肾气丸具有调节神经系统、免疫系统、内分泌系统、生殖系统、循环系统、物质代谢以及抗疲劳、抗衰老、抗突变、抗辐射损伤等作用。梁华教授通过比对金匮肾气丸与六味地黄丸发现，两方可共同显著回调 D-赤藓糖-4-磷酸钠、二十二碳六烯酸、脱氧羟腐胺赖氨酸、鸟氨酸和 16B-羟基四氮唑 5 个物质，从而影响戊糖磷酸途径、不饱和脂肪酸的生物合成、谷胱甘肽代谢、精氨酸和脯氨酸代谢途径。证实金匮肾气丸及六味地黄丸均可通过影响氨基酸、糖类和脂肪酸代谢来调整自然衰老引起的代谢紊乱。刘丽玮发现金匮肾气丸对 16 月龄小鼠脾组织、肾组织、血液的增龄性改变具有一定的干预作用，且雄鼠增龄性代谢物参与的代谢通路更多，似可表明金匮肾气丸对雄鼠增龄改变的影响更为广泛。

3. 还少丹 还少丹是中医古籍中记载的补肾抗衰名方。该方具有益精补髓、壮元阳、却病延年、发白返黑的功效。作为复方中药，还少丹有多环节、多靶点的作用特点。从中药药理看，肉苁蓉、巴戟天温补肾阳；熟地、枸杞滋补肾阴，使命火不亢不害；杜仲、牛膝补肾以壮腰膝；茯苓、山药助脾；山萸肉、五味子补肺、肾；远志、菖蒲通心气；大枣补气益血，润肺强脾等。近年来的研究证实，还少丹具有提高衰老模型小鼠心肌线粒体功能、降低线粒体 DNA 缺失的氧化损伤的作用。另一实验证实了还少丹还能够明显增强衰老模型小鼠脑、肝脏组织抗氧化酶 GSH-Px 和 SOD 活性，通过清除衰老模型小鼠体内的自由基来实现延缓衰老的进程。同时，还少丹可保护免疫器官、提高 IL-2 的水平及 T 淋巴细胞的增殖活性，可能通过增强免疫功能来发挥抗衰老作用。既往实验结果提示，还少丹能够拮抗 D-半乳糖诱导的亚急性衰老小鼠脑、胸腺重量的增龄性下降，说明还少丹能够有效地控制和对抗脑的衰老，保持机体的免疫功能，提高抗病能力。

中医学认为人体的衰老与气血不和、阴阳失调、五脏虚损有着密切的关系。因此，脏腑、阴阳、气血的虚亏、痰浊以及瘀血内阻、经络的运行不畅，都能使机体出现偏颇，从而导致衰老。通过六味地黄丸、金匮肾气丸等进行调补，以纠正气血阴阳偏颇失衡，对衰老进程产生一定的影响。实验研究表明，在方剂作用有效的基础上以方测证，探寻方证相关的生物学基础，一方面为方证关系、证候实质研究奠定基础，另一方面为经典补益剂在保健及预防领域应用提供科学依据。

二、心血管系统药物

心血管系统疾病主要包括冠心病心绞痛、高血压、心律失常、心力衰竭和高脂血症 5 大类疾病。心血管疾病常用的中药注射液所涉及的中药大部分为活血化瘀类和补气类，此外还有化瘀止血、止咳平喘、温里、解表、敛肺涩肠和清热解毒类中药。这些中药所含的组分类型主要有黄酮类、皂苷类、多糖、挥发油、生物碱类、菲醌类、苯丙素类等，这些成分均具有治疗心血管疾病的活性。以下从几类疾病分述现代药理学的研究。

（一）具有抗心绞痛作用的中药

心绞痛属中医属"胸痹""心痛""真心痛"范畴，病机为心脉痹阻，主要通过益气养心、活血通脉来治疗，中药抗心绞痛的药理作用有三大类。

1. 扩张冠状动脉，增加冠脉流量　如黄芪、人参、鹿茸、菟丝子、三七、丹参等药是此类药物的代表，具体分类及药物参见表 2-3-2。人参皂苷 R1 通过促进 *VEGF* 表达，增加梗死组织周边血管生成，改善缺血区血液供应。而防己、川芎、当归、赤芍、桃仁、红花、丹参、前胡、肉桂、五味子等的扩张冠状动脉机制之一是通过它们的钙拮抗作用来实现的。

表2-3-2 抗心绞痛中药传统分类表

类别	药物名称
补益通脉药	黄芪、人参、麦冬、大枣、灵芝、刺五加、五味子、附子、黄精、淫羊藿、菟丝子、女贞子、何首乌、杜仲、补骨脂等
活血通脉药	当归、川芎、赤芍、三七、丹参、桃仁、红花、牛膝、山楂、蒲黄、郁金、延胡索、益母草、牡丹皮、鸡血藤、毛冬青等
除痰通脉药	前胡、桔梗、白果、陈皮、牡荆叶、银杏叶等
散寒通脉药	荜茇、荜澄茄、麻黄、桂枝、细辛等
清热通脉药	黄连、菊花、虎杖、金钱草、莲子心、葛根、槐花、芫花、罗布麻、萝芙木等
祛风湿通脉药	防己、臭梧桐、夏天无、槲寄生、徐长卿、独活等

2. 抗血小板、抗凝、改善血液流变、改善微循环药 有关资料表明，黄芪、菟丝子、当归、川芎、丹参、桃仁、红花、益母草、蒲黄、瓜蒌、银杏、郁金、石菖蒲、玄参、葛根、荜澄茄等药有改善微循环作用，有利于侧支循环的建立，有利于缺血、缺氧的改善。

3. 减轻心脏负担，降低心肌耗氧量 实验提示，黄芪、人参、西洋参、红景天、大枣、菟丝子、淫羊藿、冬虫夏草、槲寄生、三七、川芎、山楂、桃仁、益母草、绞股蓝、葛根、沙棘、黄连、野菊花等有减少心肌耗氧量作用。其中葛根、淫羊藿等可能通过它们的β受体拮抗作用而减少心肌耗氧量；菟丝子、沙棘、冬虫夏草、黄连、野菊花、绞股蓝等可能通过抑制心肌收缩力而减少心肌耗氧量；黄芪、人参、西洋参、淫羊藿、五味子、绞股蓝、益母草、葛根、野菊花等有扩张外周血管作用，减少回心血量，减轻心脏负荷，有利于心绞痛的缓解。从黄芪中所提取的多种化学成分，例如皂苷、多糖、黄酮等成分，都具有非常好的心血管疾病治疗作用，在保护心肌细胞、改善心肌功能当中作用十分显著。皂苷类物质可以通过减少乳酸脱氢酶的释放而修复心肌因为缺血所致的损伤，帮助心血管疾病患者扭转病情。由于黄芪中的皂苷类成分含量非常高,因此黄芪有望成为一种治疗心血管相关疾病的关键用药。黄芪多糖可以减少心肌中血管紧张素Ⅱ的生成,进而影响心肌中的胶原合成和代谢,起到舒张心脏大血管的作用,来改善心肌的血流供应。通过动物实验已经证实,从黄芪中提取的黄酮可以帮助减少缺血性心律失常的发生率。

在上述抗心绞痛中药中,丹参、红花、郁金、蒲黄、当归、泽泻、荜澄茄、银杏、瓜蒌等兼具扩张冠脉与改善微循环两种作用;人参、大枣、冬虫夏草、槲寄生、绞股蓝、三七、黄连、野菊花等兼具扩张冠脉、降低心肌耗氧两种作用;黄芪、菟丝子、川芎、桃仁、益母草、葛根、山楂则兼具扩张冠脉、改善微循环与降低心肌耗氧量三种作用。以上药物均有研究、开发应用的价值。

(二)具有抗动脉粥样硬化及降血脂的中药

目前中药药理研究中具有调脂的中药有 40 多种,按中药药性分为补益降脂药、活血降脂药、化痰利湿降脂药等类别。现代药理研究表明,红花、金樱子等药有降胆固醇(TC)作用;山楂、白果等药有降甘油三酯(TG)作用;人参、何首乌、三七、泽泻等药兼具降 TC 及 TG 作用;玉竹、金樱子等药有降低低密度脂蛋白(LDL)作用;明党参、女贞子等药有升高高密度脂蛋白(HDL)作用;而人参、西洋参茎叶、何首乌、冬虫夏草等药兼具降低 LDL、升高 HDL 两种作用。具体分类及药物参见表 2-3-3。

在降脂的机制方面,大体可归纳成四类。

1. 促进肠道脂质排出的中药 茵陈、大黄、何首乌、决明子、虎杖等清肝利胆药,因其含有蒽醌类及其衍生物等致泻成分,能够促进胆汁的分泌、胆固醇的排出,能促进肠道蠕动,增加排便次数,加快脂质的排出。

2. 竞争性抑制肠道脂质吸收的中药 蒲黄、绿豆、褐藻等中药含有少量植物固醇,可抑制肠内胆固醇吸收。另外,尚有蜂胶、果胶、海藻等含有不能利用的多糖,能和胆盐结合形成复合物,也能阻碍胆固醇在肠道的吸收。

表 2-3-3　调脂中药现代分类表

调脂类别	药物名称
降 TC 药	红芪、金樱子、天门冬、五加皮、刺五加、刺蒺藜、葛根、柴胡、茵陈、黄连、荜茇、红花、赤芍、土鳖虫、陈皮、桔梗、瓜蒌、薤白、诃子、火麻仁、槐花、水飞蓟、鸡血藤、木贼、臭梧桐、沙棘、香菇等
降 TG 药	山楂、白果、胡椒、山豆根、地骨皮、瓦楞子等
兼降 TG、TC 药	人参、明党参、沙苑子、红景天、甘草、何首乌、女贞子、冬虫夏草、骨碎补、玉竹、三七、丹参、蒲黄、红花、没药、姜黄、水蛭、柴胡、昆布、海藻、花椒、决明子、泽泻、茵陈、金银花、大黄、虎杖、桑寄生、徐长卿、罗布麻、白矾、绞股蓝等
降 LDL 药	金樱子、玉竹、甘草、五加皮、法半夏、薤白、大黄、大蒜、赤芍等
升 HDL 药	明党参、女贞子、丹参、三七、蒲黄、红花、赤芍、山楂、昆布、虎杖、绞股蓝、决明子、鸡血藤、沙棘、蜂王浆、蛤蟆油等
兼降 LDL、升高 HDL 药	人参、西洋参茎叶、何首乌、冬虫夏草菌丝、赤芍、法半夏等

3. 抑制脂质合成的中药　泽泻等药能影响脂质分解及胆固醇合成；姜黄等药可抑制脂肪酸合成；香菇等能抑制体内胆固醇合成。

4. 影响血脂分布、转运与清除的中药　丹参有促进脂肪在肝内氧化分解作用；水飞蓟素有消除肝肾组织沉积作用；女贞子对主动脉脂质斑块有消退作用；向日葵种子、月见草油、红花油等均含不饱和脂肪酸，如花生四烯酸、亚油酸、亚麻油酸等，能与胆固醇结合成酯，使之能较容易转运、代谢和排泄。

动脉粥样硬化主要由于脂质代谢紊乱及纤维蛋白溶解活性降低而引起，其病理改变首先由胆固醇及其他脂质在动脉内膜沉积造成内膜损伤，斑块形成，纤维组织增生，动脉硬化。因此，调脂药可以防治动脉硬化。

初步实验研究表明，降脂中药中的三七、丹参、蒲黄、玉竹、薤白、银柴胡、黄连、茵陈、甘草等有防治动脉粥样硬化的作用。在治疗血脂异常的过程中应用频率最高的中药是山楂。研究表明其含有丰富的酚类物质，可抑制自由基，降低高脂血症。杨莺等应用山楂浓缩药液干预动脉粥样硬化模型小鼠，发现山楂在降低 LDL、TG、TC 水平，升高 HDL 的同时，也可降低肠道致病菌的产生，说明山楂调脂的机制与肠道菌群关系密切。有研究证明，山楂能降低胆固醇的原因是山楂中的三萜酸类成分发挥了降脂作用。《本草纲目》中记载红曲为药食两用之品，也详细记载了制取红曲的方式，其功善活血化瘀、消食、和胃健脾。3- 羟基 -3- 甲基戊二酰辅酶 A 还原酶（HMG-CoA）是胆固醇合成的限速酶，红曲中的 monacolin K 成分与洛伐他汀的化学成分完全一致，它能抑制 HMG-CoA 从而发挥降脂作用，因此红曲在治疗血脂异常上得到了较为广泛的应用。虎杖同样具有活血散瘀的功效，其通过减少脂肪酸和胆固醇的合成，促进脂肪的氧化分解来发挥降低血脂水平的作用。泽泻通利中焦，乃淡渗利水之品，现代研究表明泽泻能显著降低血脂水平主要是由于泽泻醇类物质发挥了调脂的作用。

（三）具有抗心律失常作用的中药

中医认为脉律失常的原因不外正虚邪实，正虚者为阴阳气血亏虚，心脉失养；邪实者多为寒热、痰瘀、水湿所犯，扰动心脉，而致气血运行失调。

现代医学把心律失常分为缓慢型心律失常与快速型心律失常两大类。缓慢型心律失常包括窦性心动过缓、病态窦房结综合征、束支传导阻滞、房室传导阻滞等。中医据其脉象特点称之为迟、迟涩、迟散、结、代以及部分迟缓而怪乱之脉。对于这一类心律失常中医主要采用扶正固本、助阳散寒的药物治疗，例如附子、冬虫夏草、麻黄、洋金花、天仙子、吴茱萸、花椒、川芎等。现代药理研究表明，麻黄中的麻黄碱化学结构与肾上腺素相似，具有类似肾上腺素作用；花椒所含的茵芋碱具有弱麻黄碱样作用；附子、细辛、吴茱萸等含有去甲乌药碱，对肾上腺

β受体有兴奋作用；川芎嗪具有强心与加快心率作用，其作用机制可能是通过交感神经间接兴奋β受体所致；洋金花、天仙子所含的东莨菪碱能抑制心脏迷走神经，因而发挥类似阿托品样的作用；冬虫夏草水提液可促进心肌细胞钙内流，是治疗缓慢型心律失常的机制之一。

快速型心律失常包括窦性心动过速，期前收缩、阵发性室上性、室性心动过速及心室、心房的扑动或颤动等。中医据其特点称之为数、疾、促、促涩、促散等脉。对于这一类心律失常中医主要采用养心复脉药（补气养心、补血养心、补阴养心、补肾养心方药）、祛邪复脉药（行气活血、祛痰、祛风胜湿、清热药），详见表2-3-4。

表2-3-4　抗心律失常中药传统分类表

类别	药物名称
养心复脉药	人参、西洋参、黄芪、甘草、大枣、当归、麦冬、天冬、五味子等
益肾复脉药	山茱萸、冬虫夏草、秦巴蛹虫草、冬虫夏草菌丝、淫羊藿、蛇床子等
理气活血复脉药	甘松、佛手、荜澄茄、延胡索、三七、丹参、毛冬青、益母草、蒲黄等
除痰复脉药	常山、山豆根、牛黄、南星、半夏、前胡、葶苈子等
清热复脉药	黄连、穿心莲、马尾连、黄柏、三颗针、莲子心、苦参、绵茵陈等
祛风湿复脉药	防己、青风藤、北五加皮、鹿含草、羌活、独活、槲寄生、土茯苓、夏天无等
安神息风复脉药	石菖蒲、酸枣仁、蝉蜕、琥珀、石决明、钩藤、萝芙木、地龙等
其他复脉药	葛根、青蒿、山楂、沙棘、缬草、卫矛、儿茶等

现代药理研究表明，上述抗心律失常中药主要通过抑制心肌细胞膜钠通道、钙通道，抑制β受体，延长心肌动作电位以及

通过抑制血管重构而降低血压,作用机制可能与抑制心肌血管紧张素Ⅱ、影响 TGF-β1/Smad 通路,以及降低血管紧张素Ⅱ含量有关。淫羊藿、半边莲、地龙、桑寄生、钩藤、臭梧桐等中药降压机制有多个环节,多与血管运动中枢及神经节的阻滞有关。因此在中药降压机制方面,可发挥中医药多途径、多环节、多靶点的特点,在临床用药中结合中药药理,辨证使用。

(五)具有抗心衰作用的中药

根据心衰的临床表现,中医将其归属于"水肿""喘咳""心悸""心痹"等病的范畴。其病机特点以心气、心阳虚衰为病之根本,血脉瘀滞、水饮内停为标实之候。常用的治疗原则包括:补益心气、益气养阴、温阳利水、活血化瘀、回阳救逆等。现代研究表明,补气中药如人参、黄芪,温阳中药如附子、肉桂,活血中药如丹参、红花,利水中药如茯苓等,均具有强心作用,可通过正性肌力作用、扩血管作用、利尿作用等起到治疗心衰的效果。依据药理作用的不同,可将治疗心衰的中药做出如下分类。

1. 具有洋地黄样作用的强心中药 夹竹桃、万年青、福寿草、葶苈子、北五加皮等中药具有洋地黄样的强心作用,这些中药直接作用于心肌细胞,增强心肌收缩力,增加心输出量,从而起到治疗心衰的作用。

2. 非洋地黄类的强心中药 人参、熟附子、肉桂、鹿茸等中药具有非洋地黄样的强心作用。这些中药主要通过 β 受体激动作用和(或)磷酸二酯酶抑制作用,发挥正性肌力作用,以增加心输出量,降低心脏负荷,降低心肌耗氧量,缓解心衰症状。

3. 具有血管扩张作用的强心中药 红花、麦冬、刺五加、钩藤、益母草、黄芪等中药具有扩张血管、降低外周血管阻力的作用。通过减少回心血量,降低心脏前后负荷,增加心输出量,缓解瘀血症状,进而改善心功能。

4. 具有血管紧张素转化酶抑制剂(ACEI)样作用的强心中药 黄精、豨莶草等具有 ACEI 样作用;红芪、白芍等均具有类似血管紧张素受体阻滞样作用。这些中药通过扩张血管,改善血流动力学变化及左室功能，提高运动耐力，逆转左室肥厚，起到治疗心衰的作用。

5. 具有利尿作用的强心中药　茯苓、猪苓、泽泻等均具有利尿作用。其中车前草、半边莲等利尿而有排钠作用，而猪苓、泽泻等其利尿作用与它们本身含有较多钾盐有关，益母草、金钱草的利尿作用与它们具有扩张血管作用有关。利尿中药通过促进水钠排泄，减少体液量，而减少血容量，降低心脏前负荷，改善心功能，是心衰治疗中一类重要的药物。

6. 具有改善心脏舒张功能的中药　心脏舒张功能不全是心衰中不可忽视的部分，有 30%～40% 的心衰患者存在着舒张功能不全。由于引起舒张功能不全的病理生理机制与收缩功能不全的机制有所差异，故治疗主要以钙通道阻滞药和 β 受体拮抗剂为主。现代药理研究表明，肉桂、丹参、当归等药物可改善心脏舒张功能；钩藤、独活、前胡等中药具有钙通道阻滞作用；蝉蜕、土茯苓等具有 β 受体拮抗剂作用，可以控制心室率，增加心室充盈时间，改善心衰。常见药物分类见表 2-3-7。

研究发现，丹参注射液通过下调 MMP-2 的蛋白表达，调控心肌 I、III 型胶原蛋白的沉积，并通过抑制 iNOS、MPO 基因的表达，增加 Bcl-2/Bax 蛋白的比值，抑制炎症和心肌细胞凋亡，减轻心肌重构。葶苈子水提液通过激活 PI3K/Akt/mTOR 信号通路，抑制心肌细胞凋亡，改善压力后负荷性心衰大鼠的心室重构。黄芪总皂苷提高线粒体膜电位，调控 Akt、p38MAPK 信号通路，减少氧化应激，抑制心肌细胞凋亡，改善心衰大鼠的心功能。黄芪甲苷通过升高左心室射血分数（LVEF）、左心室缩短分数（LVFS）、左心室舒张末期压力（LVEDP）、左心室收缩末期压力（LVESP），降低肿瘤坏死因子 -α（TNF-α）、白细胞介素 -6（IL-6）、白细胞介素 -1β（IL-1β）、氨基末端脑钠肽原（NT-pro BNP）、血清基质金属蛋白酶 2（MMP-2）、血清基质金属蛋白酶 9（MMP-9）水平含量，从而抑制心力衰竭大鼠心肌纤维化，改善心功能，调节内皮细胞功能、神经保护功能、免疫功能，减缓或逆转心肌重构。

表 2-3-7　强心中药现代分类表

药理作用	中药
洋地黄样强心作用	夹竹桃、万年青、羊角拗、福寿草、葶苈子、开口箭、海葱、箭毒末、绵枣儿、唐棉、古钩藤、滇杠柳、铃兰、刺老鸦、北五加皮、铃兰、罗布麻、蟾酥等
非洋地黄样强心作用	人参、麦冬、熟附子、肉桂、骨碎补、补骨脂、鹿茸、地黄、女贞子、青皮、枳实、沙参、五味子等
血管扩张作用	红花、麦冬、吴茱萸、沙棘、刺五加、钩藤、前胡、党参、绞股蓝、莲子、莱菔子、桔梗、桃仁、益母草、黄芪等
血管紧张素转换酶受体抑制剂样作用	红芪、何首乌、白芍、泽泻、海金沙、青风藤、胆南星、法半夏、板蓝根、海风藤、瓜蒌、青木香、野菊花、细辛等
血管紧张素转化酶抑制剂样作用	黄精、豨莶草等
利尿作用	茯苓、猪苓、泽泻、车前草、金钱草、瞿麦、桑白皮、白茅根、茵陈、龙胆草、半边莲、地肤子等
改善心脏舒张功能	蝉蜕、土茯苓、肉桂、丹参、当归、泽泻、钩藤、独活、前胡、莲子、徐长卿、益智仁、厚朴、灵芝、淫羊藿、佛手、葛根等

三、呼吸系统用药

痰、咳、喘是呼吸系统疾病中最为常见的三大症状。因此，除痰、止咳、定喘中药是呼吸系统中三大类常用中药。而除痰中药每兼止咳、平喘作用，止咳、平喘中药又每兼有除痰作用，因此将除痰中药与止咳、平喘中药合并在一章介绍。

（一）祛痰药

痰是呼吸道炎症等疾病的病理产物，可刺激呼吸道黏膜引起咳嗽，还可加重呼吸道炎症，甚至产生并发症。祛痰中药主要可分成两大类，一是温化寒痰药，二是清热祛痰药。

温化寒痰药有半夏、陈皮、白附子、白芥子、皂荚、旋覆花、白前等，主要用于慢性气道炎症，表现为"寒痰""湿痰""积饮"，痰白清稀，易于咯出者，其作用机制可能与清除或减轻气道慢性炎症，减少气道无益的分泌等有关。以半夏为例，对半夏及其炮制品中有机酸、生物碱和多糖3种成分进行研究，发现生物碱的作用最强，其次为多糖，作用最弱的是有机酸类物质。因此，初步认为半夏中的总生物碱是其发挥镇咳祛痰作用的主要有效成分。经网络药理学分析表明，在新型冠状病毒感染的治疗过程中，宣肺化浊方中的半夏成分在降低痰液黏度、镇咳祛痰方面的作用不可忽视。罗琥捷等用小鼠气管酚红排泌量作为观察指标，结果表明新会陈皮和惠州陈皮均能显著增加小鼠气管酚红排泌量（$P<0.05$），其中新会陈皮的祛痰功效相对优越。刘素娟等比较了不同贮藏年限广陈皮的祛痰作用，结果显示，当年、1年、3年及5年广陈皮低剂量组小鼠气道酚红的排泌量均高于蒸馏水对照组及盐酸氨溴索组；且5年广陈皮低剂量组明显高于蒸馏水对照组及盐酸氨溴索组，差异有统计学意义（$P<0.05$），提示5年广陈皮的祛痰作用更佳。

清热祛痰药有桔梗、瓜蒌、前胡、川贝母、浙贝母、竹茹、竹沥、天竺黄、昆布、海藻、胖大海、海蛤壳、海浮石、瓦楞子、礞石、胆南星、莱菔子、薤菜等，主要用于急性气道炎症或慢性气道炎症急性发作期，表现为"热痰""燥痰"或"老痰""顽痰"，痰黄黏稠，难于咯出者。胆南星原材料天南星为辛温燥烈之品，作用集中在抑菌、抗炎等，而经胆汁炮制后可除去其燥烈之性及毒性，药性发生转变，性由温转凉，味由辛转苦。胆南星归肺、肝、脾经，具有清热化痰、息风定惊的功效。对于桔梗的祛痰镇咳作用，文献报道采用氨水喷雾法及小鼠气管酚红排泌法研究了桔梗不同提取物的镇咳祛痰活性，结果发现桔梗镇咳祛痰活性与桔梗皂苷成分之间存在明显的相关性，说明桔梗总皂苷确为桔梗药材的镇咳祛痰活性主要部位。赵倩研究发现不同种属的贝母药理作用有所差异，主要与其生物碱主要成分和特有成分差异有关，生物碱镇咳、祛痰作用显著，总皂苷祛痰作用明显，西贝素、浙贝乙素、平贝碱甲和贝母碱能使小鼠呼吸道中酚红排泌量产生祛痰作用。其中，甘肃贝母（川贝母属）、平贝母、湖北贝母的祛痰作用较强，卷叶贝母（川贝母属）的止咳作用较强。沙参、天门冬、天花粉、天竺黄、海藻、昆布、木犀草素属于滋阴增液类中药，其祛痰作用可能是与这些中药能使痰液黏性成分分解，黏度降低，易于咯出有关。北沙参乙醇提取物具有显著的镇咳、祛痰作用。天冬醇提物对浓氨水引起的小鼠咳嗽和由组胺引起的豚鼠咳嗽有显著抑制作用，其中对小鼠有较为明显的祛痰作用，对组胺引起的豚鼠哮喘模型起平喘作用。此外，尚有一些中草药，例如杜鹃素（满山红的有效成分）、伞花烃（杜香的有效成分）、商陆等的祛痰作用与它们能增强纤毛运动有关。

（二）镇咳（止咳）药

咳嗽是呼吸道感受器受到刺激，经传入神经传至延髓咳嗽中枢，咳嗽中枢兴奋后再通过传出神经传到呼吸效应器所引起。咳嗽反射弧中任一环节受到抑制，都可起到止咳（镇咳）作用。止咳中药有 70 多种，按其作用部位，可分成中枢性镇咳（止咳）药，外周性止咳（镇咳）药两大类。

百部、半夏、桃仁、肉苁蓉、石斛碱、矮地茶素、木犀草素等的止咳机制之一是它们对咳嗽中枢有抑制作用。如百部，体内实验证明百部通过降低呼吸中枢兴奋性，抑制咳嗽反射而具有良好的镇咳、延长咳嗽潜伏期的作用。网络药理学的研究提示，百部可能通过细胞周期调控、血压调节、炎症因子调控等方面治疗咳嗽。

外周性止咳药的机制有多种，秦皮、鱼腥草、忍冬藤、金荞麦、虎杖、侧柏叶、茜草、山豆根等对气道有抗感染、消炎作用；桔梗、贝母、沙参、天门冬、天竺黄、竹茹、竹沥、莱菔子、薄菜等有除痰作用；麻黄、细辛、紫苏、白果、石菖蒲、艾叶、热参等有解痉定喘作用；细辛、丁香、花椒、南沙参、辛夷花、蛇床子、天竺黄等有表面黏膜麻醉作用。上述中药通过消炎、除痰、定喘、表面黏膜麻醉等不同途径，减少呼吸道刺激，保持呼吸道通畅，因而消除咳嗽反射。传统研究认为，麻黄发汗止咳的主要有效成分是麻黄碱和麻黄挥发油，但赵云生等研究表明，麻黄多糖也是麻黄发汗止咳的主要有效成分。此外，Liang S 等在实验第1天和第14天在大鼠气管内滴注脂多糖，吸入香烟烟雾4周，成功制成 SD 大鼠气道和肺组织炎症模型；给予 ESP-B4 两周后发现，ESP-B4 对气道和肺部炎症有明显的保护作用。其机制主要是 ESP-B4 可降低炎症细胞的生成，减少 TNF-α、IL-6、IL-8和 MMP-9 的生成，从而减轻气道和肺部的炎症。

（三）平喘药

中医认为哮喘证其本在肾，其标在肺，而又与脾、胃密切相关。盖脾虚失运，痰饮内生，伏痰借外因诱动而发，令肺失宣降，肾失摄纳，发为哮喘。具有定喘作用的中药有70多种，大体上可分为扶正定喘与祛邪定喘两大类。

扶正定喘中药有冬虫夏草、淫羊藿、附子、蛇床子、补骨脂、葫芦巴、蛤蚧、紫河车、灵芝、当归、川芎、白芍、天门冬、麦门冬、百合等。这一类定喘中药，主要用于哮喘缓解期，通过补肾、健脾、益肺以固其本，防止复发，亦可配合祛邪定喘药用于发作期的治疗。

祛邪定喘中药有麻黄、紫苏、苦杏仁、秦皮、秦艽等中药。这一类定喘中药主要用于哮喘发作期，通过散寒、清热或祛风胜湿等方法，来达到祛除病邪、降气、除痰、定喘的目的。这是一类治标的中药，待哮喘缓解之后仍需使用扶正定喘药，以固其本，防止复发。其传统分类详见附表2-3-8。

中药的成分是复杂的，中药定喘的作用机制也是多方面的，其中冬虫夏草、淫羊藿、附子、秦艽、防己、黄荆等具有类肾上腺皮质激素样作用；麻黄、细辛、辛夷花、陈皮、白果、沙参、桃仁、蛇床子、艾叶、忍冬藤、丝瓜藤、乌梅、木犀草素（白毛夏枯草、青兰的有效成分）有抗过敏作用；当归、白芍、淫羊藿、冬虫夏草、石菖蒲、陈皮、地龙、红花、半边莲等具有抗胆碱作用；当归、苦参、蛇床子、麝香、附子、细辛、花椒、高良姜、丁香等具有β受体兴奋作用；决明子、白毛夏枯草、川芎等对磷

表2-3-8 祛邪定喘中药传统分类表

类别	药物名称
除痰定喘药	苦杏仁、桃仁、贝母、前胡、旋覆花、百部、马兜铃、葶苈子、五味子、白芥子、莱菔子、石菖蒲、陈皮、青皮、佛手、甘松、白果、昆布、牡荆、黄荆、枇杷叶等
散寒定喘药	麻黄、紫苏、花椒、芸香草、丁香、细辛、辛夷花、豆蔻、热参、洋金花、荜澄茄、藏茄、天仙子、艾叶等
清热定喘药	黄芩、鱼腥草、桑白皮、苦参、秦皮、半边莲、忍冬藤、山豆根、石韦、虎杖、射干、侧柏叶、绵茵陈、四季青、重楼、车前草、茅根、丝瓜藤根等
祛风胜湿定喘药	白芷、藁本、蔓荆子、白蒺藜、白毛夏枯草、草决明、防己、秦艽、威灵仙等
其他定喘药	丹参、薤白、蟾蜍、砒石、马钱子、海蛤壳、海螵蛸、南瓜子、麦芽等

酸二酯酶具有抑制作用。杨洋建立了β2-AR激动剂功能性细胞筛选体系，并利用该筛选体系对123种中药进行初筛，得到麻黄、陈皮、枳壳、青皮、细辛、附子、石菖蒲、茜草、生大黄、桑寄生、香附、鱼腥草、沉香、紫菀、厚朴、莱菔子、百合、桂枝、丹皮、丹参、黄柏、连翘、延胡索、款冬花、旋覆花、淫羊藿26种具有β2-AR激动剂活性的中药材提取物，尤以附子为著。广地龙可以通过抑制IκB-α的降解来减少NF-κB核易位的发生，从而通过减少IL-4、IL-5、IL-13、iNOS、COX-2等多种炎性分子mRNA的转录来降低以上炎性蛋白的表达，进而降低IgE、NO、PGE2等炎性物质的生成和肺组织炎症细胞的浸润、气道黏液的分泌，最终缓解哮喘的炎症和气道高反应性等症状。

（四）抗感染药物

抗感染药物是呼吸系统用药的重要部分，可分为抗细菌中药（含抗结核分枝杆菌中药）、抗真菌中药、抗病毒中药等，同时也广泛应用于其他系统。文末摘取黄春林教授经验，有类似作用的中药编列成表，以供临床应用时选用。

1. **抗菌药** 抗菌药是指对致病菌有抑制或杀灭作用的药。

（1）根据中药药性，将抗菌药分为疏风抗菌药、清热解毒抗菌药、清热燥湿抗菌药、祛痰抗菌药、利尿抗菌药、凉血抗菌药、理气抗菌药、活血祛瘀抗菌药、补益抗菌药等。

1）疏风抗菌药：是指具有疏散风邪、解除表证功效，又有抗菌作用的中药，多用于上呼吸道感染或急性传染病的初期。常用的疏风抗菌药有桂枝、防风、荆芥、香薷、紫苏、桑叶、菊花、薄荷、青蒿、柴胡、柽柳等。

2）清热解毒抗菌药：是指有清里热、解热毒功效，又有广谱抗菌消炎作用的中药。常见的致病性革兰氏阳性球菌如金黄色葡萄球菌、链球菌、肺炎双球菌等的急性感染所致疮疡、疖肿、咽喉肿痛、肺热咳喘等病证，大多有"热毒"的表现，可广泛采用该类抗菌中药。常用的清热解毒抗菌药有金银花、连翘、大青叶、板蓝根、穿心莲、重楼、紫花地丁、蒲公英、野菊、贯众、红藤、败酱草、白头翁、秦皮、金荞麦等。

3）清热燥湿抗菌药：是指具有清热、燥湿功效，又有抗菌消炎作用的中药。革兰氏阴性杆菌急性感染导致的疾病大多表现为胃肠湿热。如伤寒杆菌和副伤寒杆菌导致的伤寒与副伤寒，属于"湿温"范畴；痢疾杆菌导致的急性细菌性痢疾，属于"热痢"范畴；沙门氏菌属中的肠炎杆菌、鼠伤寒杆菌、猪霍乱杆菌等引起的急性食物中毒、急性胃肠炎，属"胃肠湿热"；胆囊、肝胆道感染引起的急性胆囊炎、肝胆道炎，属"肝胆湿热"；泌尿道感染引起的急性肾盂肾炎、膀胱炎、前列腺炎，属"热淋"，均适合选择本类中药。清热燥湿药多苦寒，剂量过大或长期服用可造成"苦寒败胃"的不良后果，因此在主选本类药物治疗的同时，选加一些具有芳香化浊的抗菌中药，例如木香、藿香、丁香、厚朴、佩兰等，可防"苦寒败胃"。常用的清热燥湿抗菌中药有黄连、黄芩、黄柏、白头翁、秦皮、穿心莲、绵茵陈、溪黄草、山栀子、龙胆草、苦参、三颗针、十大功劳等。

4）祛痰抗菌药：是指具有祛痰功效，而又有抗菌作用的中药。常用的祛痰抗菌中药有苦杏仁、桔梗、瓜蒌、桑白皮、百部、紫菀、旋覆花、前胡等。

5）利尿抗菌药：是指具有利尿功效，又有抗菌作用的中药。尿路感染80%～90%是由大肠埃希菌引起，因此抗大肠埃希菌十分重要。急性尿路感染多数表现为"下焦湿热""膀胱湿热"，除选用利尿抗菌中药外，还需配伍清热利尿的抗大肠埃希菌中药，例如黄柏、秦皮、白花蛇舌草等；对于慢性尿路感染，体虚、免疫功能低下者，还应配伍具有补益作用的抗菌中药，如黄芪、黄精、女贞子等，既可抗菌，又能通过增强机体免疫力达到抗菌的目的。对于长期使用广谱抗生素及免疫功能低下的患者，应注意真菌感染的可能，可适当配伍抗真菌的中药等。由支原体引起的泌尿系感染在临床上也较常见，有些中药具有抗解脲支原体作用，主要有黄柏、白芷、地肤子、大黄、甘草、板蓝根、黄连、穿心莲、鱼腥草、益母草等。常用的利尿抗菌药有车前草、车前子、金钱草、海金沙、茯苓、猪苓、泽泻、瞿麦、大蓟、小蓟、萹蓄、冬葵子、通草、萆薢等。

6）清热凉血抗菌药：是指具有清热凉血功效，又有抗菌作用的中药。该类中药对细菌、病毒以及某些真菌均有一定的抑制作用。常用的清热凉血抗菌药有紫草、地榆、侧柏叶、大蓟、小蓟、牡丹皮、赤芍、生地、玄参等。

7）理气抗菌药：是指具有行气消胀、理气止痛功效，又有抗菌作用的中药。常用的理气抗菌药有丁香、木香、茴香、厚朴、陈皮、香附、乌药、檀香等。其中有些还有抗幽门螺杆菌作用。

8）活血抗菌药：是指具有活血化瘀、疏通血脉功效，又有抗菌作用的中药。常用的活血抗菌药有当归、川芎、赤芍、红花、血竭、刘寄奴、毛冬青、苏木、姜黄、蒲黄、五灵脂等。对于兼有瘀证的细菌感染患者，最适宜选用活血抗菌中药。

9）补益抗菌药：是指具有补益功效，又有不同程度抑菌作用的中药。具有补气健脾作用的抗菌中药有人参、党参、黄芪、白术、灵芝、甘草、扁豆等；具有滋阴养血作用的抗菌中药有当归、川芎、地黄、黄精、何首乌、芍药、桑寄生、鸡血藤、大枣、龙眼肉等；具有补肾助阳作用的抗菌中药有附子、肉桂、菟丝子、蛇床子、补骨脂、骨碎补、巴戟天、续断、杜仲、胡桃、鹿衔草、冬

续表

菌种	中药名称
脑膜炎球菌	香薷、黄连、黄芩、黄柏、乌梅、秦艽等
肺炎克雷伯菌	赤芍、艾叶、儿茶、丹皮、黄连、夏枯草、黄芩、菊花、丹参、甘草、薄荷、紫荆皮、地榆、金银花、老鹳草、穿心莲、岩白菜、余甘子等
伤寒杆菌	桑芽、川厚朴、木香、石榴皮、诃子等
副伤寒杆菌	白芍、赤芍、黄连、黄芩、知母、大黄、川厚朴、连翘、金银花、牡丹皮、地骨皮、夏枯草、苏木、重楼、千里光、田基黄、地锦草、五倍子、大蒜等
痢疾杆菌	黄连、白头翁、秦皮、马齿苋、石榴皮、苦参、辣蓼、桉叶、千里光、老鹳草、水杨梅等
大肠埃希菌	川厚朴、木香等
霍乱弧菌	黄芩等
百日咳杆菌	百部、白屈菜等
枯草杆菌	厚朴、藿香、大蒜等
白喉杆菌	黄连等
铜绿假单胞菌	黄芩、白头翁、百部、夏枯草等
解脲支原体	黄柏、白芷、地肤子、大黄等
淋球菌	大蒜、千里光、黄柏、黄连、虎杖、石榴皮等
结核分枝杆菌	黄精、百部、五灵脂、大蒜、藜芦、萱草根、大蓟等
皮肤真菌	丁香、茵陈等
白念珠菌	重楼、丁香、大蒜、黄精、辛夷花、黄连、黄芩、黄柏、知母、紫菀、山豆根、虎杖、土槿皮、木鳖子、鹅不食草、雄黄、枯矾等
流感病毒	麻黄、桂枝、苏叶、白芷、升麻、柴胡、青蒿、辛夷花、蝉蜕、连翘、贯众、野菊花、紫菀、前胡、胖大海、枇杷叶、紫草、赤芍、常山、射干、鱼腥草、大黄、虎杖、黄芩、黄连、地骨皮、茵陈、佩兰、黄芪、何首乌、金樱子、丁香、百部、五倍子、诃子、石榴皮、槟榔、商陆、紫金牛、地锦草等

续表

菌种	中药名称
疱疹病毒	紫草、贯众、野菊花、赤芍、虎杖、射干、甘草等
腺病毒	虎杖、贯众、射干等
乙脑病毒	虎杖、贯众、牛黄（或人工牛黄）、胆酸等
脊髓灰质炎病毒	虎杖、贯众、柴胡、桑寄生、淫羊藿、紫草、黄柏、桂枝、牡蛎等
柯萨奇病毒	黄芪、虎杖、射干、淫羊藿、苦参、桑寄生等
肠道病毒	虎杖、贯众、赤芍、淫羊藿、桑寄生等
乙肝病毒	大黄、虎杖、黄柏、紫草、柴胡、姜黄、白矾、甘草、叶下珠等
麻疹病毒	荆芥、紫草、穿心莲、苍耳草等
腮腺炎病毒	大青叶、板蓝根、青黛、金银花等

注：有"*"号者，表示有抗金黄色葡萄球菌作用；有"#"号者，表示有抗耐甲氧西林葡萄球菌作用。

四、胃肠疾病用药

（一）影响胃肠动力药

胃肠运动的功能与食物的消化、吸收以及大便排泄有着密切的关系。影响胃肠运动的中药大多属中医传统分类法中的理气药，下面按现代的药理学方法将其归纳如下。

1. 胃肠动力促进药

（1）胃动力促进药：木香、台乌、小茴香、鸡内金等中药对胃动力有促进作用。这些中药适用于胃动力不足，胃排空减慢所致的吞咽无力、烧心、腹胀、嗳气、纳食不进等症状。引起胃动力不足的常见疾病有糖尿病性胃轻瘫；特发性胃窦麻痹；迷走神经切断后的胃滞留；胃节律不齐；胃食管反流；萎缩性胃炎；胃溃疡；神经性厌食；神经肌肉性疾病（重症肌无力，肌营养不良，延髓灰白质炎，多发性硬化症）等。

（2）肠动力促进药：山药、砂仁、柴胡、苏叶、黄柏、川楝子、牛膝、三棱、夏天无、瞿麦、罗汉果、胖大海、诃子、补骨脂、女贞子、肉苁蓉、锁阳、何首乌、夜交藤，以及大黄、芦荟、郁李仁、大腹皮、槟榔、芫花、牵牛子等药对肠动力有促进作用。其中大黄、芦荟、郁李仁、大腹皮、槟榔、芫花、牵牛子等有明显的导泻作用，通常列入泻下药。肠动力促进药适用于肠动力不足所致的腹胀、排便无力等症状。引起肠动力不足的常见疾病有特发性便秘、肠易激综合征、溃疡性结肠炎、乳糜泻、肠道肌病、自主神经疾病、甲状腺功能减退、假性肠梗阻以及大肠运动减弱所致的单纯性便秘、结肠憩室病、巨结肠症等。

（3）胃肠动力促进药：苍术、鸡内金、天台乌、桂枝、肉桂、八角茴香、金银花等药对胃动力以及肠动力均有促进作用，适用于胃动力不足以及肠动力不足所致的病症。

2．胃肠动力抑制药

（1）胃动力抑制药：大黄等药对胃肠动力有抑制作用。这些药适用于胃运动亢进、胃排空加速所致的脘痛易饥，例如①倾倒综合征；②十二指肠溃疡；③胃泌素瘤；④病理性肥胖等。

（2）肠动力抑制药：茯苓、益智仁、石菖蒲、珍珠、甘松、佛手、香附、沉香、檀香、青木香、荜茇、荜澄茄、颠茄草、金樱子、冬虫夏草、胡芦巴、当归、阿魏、芍药、甘草等中药对肠动力有抑制作用。这些中药适用于肠动力亢进，肠排空加速，表现为肠鸣、腹泻、腹痛等。例如由于小肠排空加速所致的短肠综合征，又例如由于大肠运动亢进所致的单纯性腹泻、肠易激综合征等。

（3）胃肠动力抑制药：吴茱萸、草果、青皮、陈皮、花椒、高良姜、凌霄花、洋金花、车前子等中药对胃肠动力有抑制作用，既适用于胃排空加速，也适用于肠（小肠、大肠）排空加速引起的病症。

3．对胃肠动力有双向或多向影响的药　白术、苍术、木香、砂仁、乌药、肉豆蔻、藿香、小茴香、厚朴、枳实、枳壳、延胡索、山柰、黄连、黄芩、山栀子、茵陈、虎杖、地榆、仙鹤草、细叶十大功劳、粉防己、青风藤、木贼、桑白皮、浙贝母、法半夏、牛黄、罗汉果、常山；红花、蒲黄、益母草、莪术；乌梅、玉竹、大血藤、细辛、蟾蜍等中药对胃肠动力有双向或多向影响。究其原因，主要可归纳为下列七种。

（1）同一种中药，由于品种不同，对胃肠道有不同影响。例如：金钗石斛、细叶石斛、重唇石斛对肠肌有兴奋作用；铁皮石斛、流苏石斛、黑毛石斛、迭鞘石斛、束花石斛、钩状石斛对肠肌有抑制作用；而罗珂石斛对肠肌运动无明显影响。

（2）同一种中药，由于提取方法不同，有效成分不同，对胃肠道有不同影响。例如：苍术丙酮提取物、肉豆蔻煎剂（低浓度）、延胡索浸膏、茵陈水提醇沉剂、黄柏酮、紫草煎剂、浙贝碱等，对肠肌有兴奋作用；苍术水提物及醇提物，肉豆蔻挥发油，延胡索乙素（即四氢帕马丁），茵陈挥发油，黄柏粉、黄柏内酯，紫草素、乙酰紫草素，贝母丙素等，对肠肌有抑制作用。

（3）同一种中药或成分，由于浓度不同，对胃肠道有不同影响。例如：木香、砂仁、肉豆蔻、厚朴碱、山柰、黄连（小檗碱）、山栀子（醇提物）、紫草、虎杖（大黄素）、细叶十大功劳、粉防己碱、青风藤（青藤碱）、大血藤、仙鹤草、益母草、莪术、玉竹、细辛、木贼（醇提物）、蟾毒内酯等，小剂量（低浓度）对肠肌有兴奋作用，大剂量（高浓度）对肠肌则有抑制作用；地榆则相反，小剂量（低浓度）对肠肌有抑制作用，大剂量（高浓度）对肠肌有兴奋作用。

（4）同一种中药或成分，由于作用时间长短不同，对胃肠道有不同影响。例如：木香（水提液、挥发油、总生物碱），砂仁挥发油，茴香油，以及20%玉竹水煎剂，2.5%～5%大血藤等，对肠肌的影响表现为先兴奋后抑制。

（5）不同种属动物的肠肌，对同一种中药有不同的反应。例如：茴香脑对家兔离体肠肌的直接作用是兴奋性减弱，但对鹌鹑离体直肠肌则呈组胺样收缩反应；茴香油对豚鼠离体回肠肌收缩有增强作用，但对小鼠离体小肠肌则表现为先兴奋后抑制；延胡索浸剂浓度为1/1 000～1/10 000对豚鼠离体肠肌呈兴奋作用，但对家兔及大鼠离体肠肌则无明显作用；桑白皮正丁醇提取物对大鼠胃贲门窦条片有轻度兴奋作用,但对离体豚鼠回肠肌却有松弛作用;半夏对家兔肠道的输送能力有显著增加作用,对鹌鹑回肠有松弛作用,对豚鼠离体肠管的作用不恒定。

(6)胃肠道中的不同部位,对同一种中药有不同的反应。例如:木香能提高胃动力素水平,增加胃动力,促进胃排空,因此木香可作为胃动力促进药用于胃动力不足。但木香对肠动力的影响报告不一,有报告谓木香对肠肌小剂量作用不规则,大剂量则呈抑制作用。大黄对胃动力有抑制作用,同时能够抑制胃酸、胃蛋白酶分泌以及抑制幽门螺杆菌繁殖,因此大黄可用于溃疡病的治疗;大黄对大肠动力有促进作用,而对小肠运动影响不大,因此大黄可促进泻下通便而不太影响小肠对营养物质的吸收。罗汉果可加速小肠运动,但对胃运动影响不明显。牛黄中的胆汁酸对于豚鼠回肠、结肠黏膜面的肠肌有兴奋作用,对于浆膜面的肠肌则有抑制作用。

(7)胃肠道的不同功能状态,对同一种中药,有不同的反应。例如:苍术、白术、木香、砂仁、枳壳、枳实、红花、半夏、罗汉果等对动物胃肠平滑肌有兴奋作用,但对由于乙酰胆碱引起的肠肌兴奋、强直性收缩则又有抑制作用。因此这类药既可用于胃肠动力不足,亦可用于胃肠痉挛的治疗,于临床颇为实用。

(二)止泻药与致泻药

1. 止泻药　腹泻是可见于多种疾病的一种症状,其治疗主要针对原发病因。例如,由痢疾杆菌引起的腹泻,可选择黄连、白头翁、马齿苋等抑制细菌中药;由病毒引起的腹泻,可选择前胡、藿香、苦参等抗病毒中药;由阿米巴原虫引起的腹泻,可选择白头翁、黄连、旋覆花等抗阿米巴原虫中药。在此基础上,再加上对症止泻作为辅助治疗,才能达到预期的治疗效果。常用的方剂有白头翁汤、四神丸、固肠丸、真人养脏汤、赤石脂禹余粮丸等。

现代药理研究表明,五倍子、椿皮、石榴皮、诃子、金樱子等含有鞣质,可以作用于肠道黏膜,使蛋白沉淀凝固成为不溶解的化合物,形成致密的蛋白薄膜,将受损的黏膜覆盖,减少有害物质对肠黏膜的刺激,使肠蠕动减弱,同时又能使肠黏膜血管收缩、分泌和渗出减少,因而起到止泻作用。赤石脂、禹余粮、海螵蛸、乌梅炭、莲房炭等有很强的吸附作用,能吸附消化道内的细菌、细菌产生的有毒物质,以及肠道异常发酵的气体,对肠道黏膜有保护作用,减少肠道的不良刺激,因而起到止泻作用。五味子、五倍子、乌梅、椿皮、石榴皮、诃子、吴茱萸、金樱子等对痢疾杆菌、大肠埃希菌等肠道致病菌有不同程度的抑制作用,因此这些药除了通过收涩、吸附作用而止泻之外,抑菌也是其止泻的重要机制。吴茱萸、藿香、丁香、益智仁等的止泻作用,与其对肠道平滑肌的抑制作用有关。

2. 致泻药 致泻药是指通过刺激肠道、促进蠕动,或润滑肠道、软化粪便,而促进粪便排泄的药物。致泻药有很多种类,这里主要介绍以下三类。

(1) 容积性泻药:芒硝、朴硝、玄明粉、雷丸等主要含硫酸钠及少量硫酸镁。服药后,硫酸根及镁离子在肠腔内不被吸收,而增加了肠腔内的渗透压,使肠腔内的水分增多,增加肠内容积,促进肠蠕动,从而引起排便。车前子、胖大海等亦有类似的容积性通便作用。

(2) 刺激性泻药:攻下药中的大黄、虎杖、芦荟、番泻叶、决明子等主要含蒽醌类衍生物,具有刺激肠黏膜、增加肠蠕动的作用,从而引起排便。

峻泻药对肠黏膜具有更强的刺激性,其有效成分各不相同。例如,牵牛子中的牵牛子苷、巴豆中的巴豆树脂对肠黏膜有刺激作用。芫花、大戟、甘遂、续随子对肠道有刺激作用的成分可能是萜类。近年发现环烯醚萜类成分亦有缓泻作用,生地、玄参、山栀子的泻下作用可能与此类成分有关。郁李仁、打碗花、鼠李、野蔷薇中的苷类,车前子、望江南、知母、天门冬、麦门冬所含的多种黏液质,胖大海种皮的胶素,苦楝皮的川楝素,槟榔中的槟榔酮,泽漆中的泽漆素,硫磺中的硫磺素等,均有刺激性泻下作用。

(3) 润滑性泻药:火麻仁、郁李仁、柏子仁、松子仁、核桃仁、芝麻、冬瓜仁、瓜蒌仁、桃仁等,含有大量植物油。植物脂肪除了可直接润滑肠道、软化粪便外,在胰液和胆汁的作用下可分解成脂肪酸和甘油,脂肪酸在肠腔内进一步皂化,生成脂肪酸钠,可刺激肠壁,引起肠蠕动增加,促进排便。蜂蜜、大蕉等含大量果糖,从而引起润肠通便作用。

泻药主要用来治疗便秘不通、肠胃积滞,或协助排出毒物,或者在服用抗肠虫药后用以泻下药物和虫体,或发挥抗感染、消淤血、促进代谢等全身作用。部分泻药还能增强腹膜吸收的作用,并使组织内水分进入肠腔,从而有利于腹水的消除。某些泻药(如大黄)还能促进胆汁分泌,增强胆囊收缩和奥狄括约肌舒张,因而又可作为治疗某些胆囊及胆道疾患的首选药物。

泻药不应经常使用,以免产生依赖性,干扰肠道正常活动规律,而加重排便困难,使用时奏效即止,慎勿过量。由于泻药对肠道的刺激作用,可反射性地引起盆腔器官充血,所以有强烈刺激性的泻药不宜用于孕妇和月经期妇女,以免引起流产和月经过多。对腹痛患者,诊断尚未明确时,不可滥用泻药。对久病虚弱,年老体衰者慎用。治疗习惯性便秘,应从调节饮食和排便习惯着手。此外,运用泻药时,应注意纠正水和电解质紊乱,严密观察全身情况及腹部体征的改变。

近年来,肠道菌群是研究热点,中药对此的研究范围较为广泛。一方面是中药对肠道菌群的调节作用,主要体现在改变肠道不同菌群之间的比例,从而使菌群的结构及功能恢复平衡,进而改善机体的代谢、免疫等功能,发挥治疗疾病的作用。通过研究使用二神丸前后对脾肾阳虚型泄泻模型大鼠肠道菌群的影响,发现二神丸各组的乳酸杆菌和双歧杆菌数量显著高于模型组($P<0.01$),肠球菌和大肠埃希菌数量显著低于模型组($P<0.05$),说明二神丸能够促进有益菌群生长、调整菌群失调。四君子汤治疗脾虚证模型小鼠的观察结果表明,四君子汤通过水提醇沉法提取多糖成分,治疗组模型小鼠肠道内双歧杆菌、脆弱芽孢杆菌、乳酸杆菌和大肠埃希菌的数量较模型组均有一定程度的下降,且定植抗力(双歧杆菌/大肠埃希菌,B/E)上升

至接近正常水平。最新研究发现，"脑-肠-菌轴"理论为便秘的发病机制作出了较好的阐释。便秘患者肠道菌群，较正常人而言，益生菌有所减少，潜在致病菌相对增加。火麻仁能够增加便秘模型大鼠盲肠中双歧杆菌、乳酸杆菌的数量，盲肠中细菌总数、G+/G- 比值降低，杆菌/球菌比值升高，表明整体菌群结构得到调整。

另一方面，肠道菌群对中药的代谢具有调节作用，肠道菌群能产生丰富的酶类，使黄酮类化合物、皂苷类物质代谢成苷元发挥其药理活性，如黄芪、人参、甘草、黄芩、枳实等都含有大量黄酮类化合物和（或）皂苷。乌头碱是川乌、附子等中药中的主要毒性成分，对心血管及中枢神经系统有明显的副作用及不良反应，经肠道菌群代谢可产生药理活性不变而毒性大大降低的苯甲酰乌头原碱。

（三）抗消化性溃疡药

消化性溃疡病的发生在于"攻击因子增强，防御因子减弱"，防御因子敌不过攻击因子。胃、十二指肠黏膜的内源性攻击因子主要有盐酸、胃蛋白酶及胆盐等；外源性攻击因子主要有某些食物成分、细菌感染、乙醇及药物等。胃、十二指肠黏膜的保护因子有黏膜的电屏障；黏膜的黏液及重碳酸氢盐屏障；黏膜合成前列腺素的功能；黏膜的上皮有迅速的再生与修复功能；黏膜有丰富的微循环及充足的血供。中药的抗溃疡作用即是针对以上环节起作用的。黄春林教授根据既往经验，在"健脾六法"的基础上，依据其作用环节的不同，提出"调胃七法"。

1. 抑酸法

（1）碱性抗酸药：海螵蛸、瓦楞子、凤凰衣（鸡蛋卵膜）、珍珠粉、珍珠母、煅龙骨、煅牡蛎等中药的主要成分为碳酸钙。碳酸钙呈弱碱性，能直接中和胃酸，有迅速止痛效应，有利于溃疡病的愈合。但它与盐酸作用生成氯化钙，其中 10%～20% 的 Ca^{2+} 可被小肠吸收，引起高钙血症。血钙升高后，Ca^{2+} 能刺激胃窦部的 G 细胞分泌促胃液素，导致胃酸分泌的反跳现象。短期小量使用钙剂对溃疡愈合作用不大，长期大量使用可导致高

菌，又健胃，有一举两得之妙。

对于慢性尿路感染，黄教授的经验是，在没有热证表现时则应选用非寒凉抗菌中药，如厚朴、木香、乌梅、白芷等；对于体虚、免疫功能低下者，应选用具有补益作用的抗菌中药，如黄芪、黄精、山茱萸、金樱子、女贞子、当归、白芍等，既可直接抗菌，又能通过增强机体抵抗力达到抗菌的目的，与中医扶正以祛邪的理论不谋而合。

对于一些长期使用广谱抗生素及营养不良的患者，应注意真菌感染的可能，黄精、虎杖、知母、黄柏、山豆根、黄连、丁香、木香等对真菌有效。有不洁性生活史者还要注意支原体、衣原体感染的可能，黄柏、白芷、地肤子、大黄、甘草、板蓝根、鱼腥草、益母草、旱莲草（大量）等对支原体、衣原体有效，可供选用。

妊娠时尿路感染的治疗与一般尿路感染相同，但一些有副作用或影响妊娠的中药不宜使用。尿路梗阻合并感染除了应用抗感染中药外，要找出梗阻原因并进行处理。

有些中药如虎杖、丁香、白头翁、山豆根、木通等，有对肾不良作用或损伤肾功能的报道，应尽量避免使用，对于肾功能不全的尿路感染患者更应注意。

（三）慢性肾小球肾炎用药

慢性肾小球肾炎，系指各种病因引起的不同病理类型的双侧肾小球弥漫性或局灶性炎症改变，临床起病隐匿、病程冗长、病情发展缓慢的一组原发性肾小球疾病的总称。黄教授对慢性肾小球肾炎有治疗作用的药物概括为具有激素样或免疫抑制作用的药物、消除可逆因素的药物、防治肾间质纤维化的药物、对症治疗的药物、促进受损肾组织康复的药物五类，以下分别进行介绍。

1. 具有激素样或免疫抑制作用药物　具有肾上腺皮质激素样作用的中药有人参、黄芪、党参、甘草、西洋参等补气药；附子、肉桂、鹿茸、冬虫夏草、杜仲、淫羊藿、肉苁蓉、巴戟天、地黄、何首乌、龟板等补肾药；另外，白花蛇舌草、穿心莲、柴胡、秦皮、秦艽、防己、五加皮、蒲黄、延胡索、法半夏、桔梗、雷公藤及昆明山海棠的有关制剂等均有类皮质激素样作用。这些具有类皮质激素样作用的中药并不等同于西药中的激素，它们的作用部位及机制均有不同。如人参、鹿茸等激素样作用是通过兴奋垂体-肾上腺皮质轴来实现的。临床用药时，可根据辨证加以选择，特别是其中兼有补益作用的类皮质激素样作用的中药可长期应用。

具有免疫抑制剂作用的中药、中成药有山茱萸、蛇床子、当归、苦参、黄芩、穿心莲、山豆根、夏枯草、天花粉、桂枝、雷公藤、昆明山海棠等中药以及其有关制剂，可抑制体液及（或）细胞介导的免疫反应使病变减轻。另外，可以把具有免疫增强作用的中药与具有免疫抑制作用的中药联合使用，发挥免疫调节作用。例如当归补血汤、防己黄芪汤，用黄芪等提高机体正常的免疫功能，用当归、防己等抑制异常的免疫功能。

2．消除可逆因素的药物　包括抗感染药物、降血压药物、改善血液流变性药物。

（1）抗感染药物：慢性肾炎病程发展过程中，常因上呼吸道感染、尿路感染等原因使病情恶化。由病毒引起的上呼吸道感染，可选用抗病毒的中药。例如：表现为风寒证时，可选用具有疏风散寒抗病毒作用的苏叶、防风、麻黄、桂枝、白芷等；表现为风热证时，可选用具有疏风清热抗病毒作用的蝉蜕、连翘、金银花、升麻、野菊花、贯众等。病毒感染如未能及时控制，可继发细菌感染，如链球菌感染者可选用金银花、连翘、夏枯草、大青叶、黄芩、黄连、鱼腥草、秦皮、丁香、川厚朴、乌梅、大蒜等具有抗链球菌感染作用的中药。对于身体虚弱反复感染者，可选用补益抗感染中药。在感染的缓解期，可应用玉屏风散等具有增强免疫的药物，以预防上呼吸道感染的反复发作。

当患者有尿路感染时，通常可选用具有抗大肠埃希菌中药，如黄连、黄芩、黄柏、苦参、白头翁、秦皮、川朴、木香、丁香、石榴皮、地榆、槐花、连翘、马齿苋、车前子、萹蓄、瞿麦等；对于慢性感染，最好选用既有补肾作用又可抗大肠埃希菌的中药，如山茱萸、金樱子、川杜仲、蛇床子、女贞子、黄精等。应用抗感染中药时一定避免选用对肾脏有损害的药物,如木通、马兜铃等。

（2）降血压药物:高血压引起肾内血管硬化,硬化的小动脉可进一步引起肾缺血而加重肾小球损害。经药理实验证实有降压作用的中药有防己、白芍、钩藤、葛根、天麻、莱菔子、杜仲、牡丹皮、黄芩、夏枯草、罗布麻、菊花、石决明、丹参、川芎、淫羊藿、益母草、车前子、泽泻、玉米须等,临证之时可根据辨证论治原则选择用药。

（3）改善血液流变性药物:慢性肾炎患者通常存在高凝状态,加重肾脏损害。应用改善血液流变的中药,在一定程度上可减轻肾脏损害,如丹参、田七、蒲黄、桃仁、菟丝子、水蛭等。这些药物,除水蛭外,药性平和,毒副作用少,可以长期使用。

3. 防治肾间质纤维化药物　中药可以从许多方面发挥对间质纤维化的防治作用,从而延缓肾脏疾病的进展。如丹参对人肾成纤维细胞增殖有抑制作用,并通过使 C-myc 蛋白高水平表达而诱导细胞凋亡;大黄的提取成分大黄素对肾脏疾病具有明显的治疗作用,大黄素加入肾小管细胞培养液后 12 小时,肾小管细胞增殖明显受抑,但与 C-myc 原癌基因和转化生长因子 β（TGF-β）mRNA 表达无明显联系,提示大黄素抑制肾小管增殖可能通过其他调节机制起作用;三七总皂苷通过诱导 C-myc 蛋白表达上调,促进人肾间质成纤维细胞凋亡,使细胞生存数量下降,可能是治疗肾间质纤维化的有效药物;黄芪可通过抑制 TGF-β 的过度表达,防止肾脏纤维化的结果;红景天苷能抑制大鼠肾小管上皮细胞及间质细胞向肌纤维细胞转化,有效地缓解肾间质的损伤,对肾间质纤维化有较好的防治作用。

4. 对症治疗药物　主要是有助于消除水肿、蛋白尿和血尿的药物,可参见表 2-3-15。

5. 促进受损肾组织康复的药物　中医认为,“肾虚”是慢性肾炎的本质。研究发现,补肾中药女贞子、枸杞子、菟丝子、骨碎补、地黄、山茱萸、冬虫夏草、芡实、黄精、淫羊藿等补肾药物可以通过下列环节促进受损肾组织康复,①可以促进氧自由基

表2-3-15　消除蛋白尿、血尿中药

作用	分类		药物名称
有助于消除蛋白尿	补气类		人参、太子参、党参、黄芪、怀山药、白术、扁豆等
	补阳类		仙茅、杜仲、川续断、淫羊藿、巴戟天、菟丝子、鹿茸、锁阳、补骨脂、紫河车、胡麻仁、益智仁、沙苑蒺藜、鹿角胶、鹿角霜、韭菜子、冬虫夏草、制附片等
	补血类		熟地黄、何首乌等
	补阴类		桑椹、龟甲、黄精、生地黄、黑芝麻、女贞子等
	收涩类		金樱子、芡实、乌梅、五味子、覆盆子、莲子肉、桑螵蛸、煅龙骨、煅牡蛎等
	利湿类		苍术、茯苓、薏苡仁、玉米须、萹蓄、瞿麦、石韦、车前子、鹿衔草、徐长卿、防己、赤小豆、穿山龙、雷公藤、火把花根等
	祛风类		羌活、防己、浮萍、蝉蜕、升麻、蔓荆子、葛根等
	活血类		益母草、红花、川芎、三棱、莪术、地龙、水蛭等
有助于消除血尿	治本类	补益类	黄芪、党参、太子参、白术、怀山药、生地黄等
		清热利湿类	栀子、车前草、木通、知母、黄柏、白头翁、石韦、海金沙等
		活血化瘀类	牡丹皮、赤芍、紫草、泽兰、益母草、丹参、当归、红花、琥珀末等
	治标类		白芷、仙鹤草、藕节、三七、蒲黄、茜草、大蓟、小蓟、侧柏叶、槐花、地榆、阿胶、龟甲、血见愁、荆芥炭、白茅根、旱莲草等

的清除;②防止钙超载,减轻肾损害;③可以促进核糖核酸及需氧核糖核酸合成,促使受损肾小球得以修复。

(四)慢性肾功能不全药物

治疗慢性肾衰竭、尿毒症的中药,主要有以下四类:治疗原发病的药物;消除诱发及加剧因素的药物;针对氮质血症的药物;改善肾性贫血的药物。

1. 治疗原发病的药物 慢性肾衰的原发病很多,有些原发病经过积极治疗后肾功能可以得到逆转,例如及早消除泌尿道结石、畅通尿道,治疗系统性红斑狼疮等。

2. 消除诱发和加剧因素的药物 消除诱发和加剧肾衰进展的各种因素,如合理控制血压,治疗感染、纠正心衰、解除尿路梗阻、及时发现并停用对肾有损害的药物等,也能有效地使尿毒症得以缓解。

3. 针对氮质血症的药物 包括减少毒素来源和促进毒素排出两方面的药物。如大黄炭,一方面利用炭类药物对肠道毒素的吸收,另一方面利用大黄保持大便的通畅,减少有毒物质在肠道的吸收,促使尿素、肌酐排泄,抑制蛋白质分解,减少尿素的来源;冬虫夏草可补充必需氨基酸,促进蛋白质的合成,减少其分解,从而减少毒素的来源等。此外研究表明,淫羊藿、黄芪、丹参、川芎、田七、何首乌、绞股蓝、毛冬青、刺五加、莪术、麻黄等具有降低血清尿素氮(BUN)和肌酐(SCr)水平、提高肾小球滤过率(GFR)、保护和改善残余肾单位的功能的作用。

4. 改善贫血的药物 有研究表明,黄芪、当归、淫羊藿、枸杞子等有改善肾性贫血的作用。但目前尚未见有促红细胞生成素样作用中药的研究报道。

七、血液系统用药

(一)止血药

凡能加速血液凝固,或降低毛细血管通透性,或促进血管断端收缩,致使出血停止的药物,称为止血药。中医把出血性疾病统称为血证,专用于血证的药物称为止血药。

血证颇为复杂，证候有寒热虚实之不同，部位有上下之区别，病情有轻重缓急之差异。因此，止血药的运用亦须因证而异。若因气热血溢，或血热妄行者，宜用侧柏叶、大蓟、小蓟、槐花、地榆、生地、大黄、金银花、连翘、虎杖、番泻叶、紫草、升麻、西红花、茜草、棕榈炭、马齿苋、败酱草、白茅根、白茅花、水牛角、菊花等清热凉血止血药；若因阳虚血不循经者，宜用炮姜、艾叶、灶心土、补骨脂等温阳止血药；若血失敛固者，宜用白及、五倍子、鸡冠花、赤石脂、禹余粮、花蕊石、珍珠母等涩敛止血药；若因血瘀络损者，宜用三七、蒲黄、地榆、仙鹤草等活血止血药；血络受损，可兼外用明矾、地锦草、狗脊、马勃、石韦、芦荟、五倍子、白及等敛伤止血药。

此外，三七、蒲黄、仙鹤草、地榆、紫苏等，除了止血作用之外，亦有实验提示它们有抗凝作用，可作血瘀络损出血的用药参考。

从黄教授收集整理的现代药理研究表明，中药止血、抗凝的机制涉及多个环节，详见表2-3-16。

表2-3-16　止血中药的现代分类表

作用部位	作用机制	药物名称
血管	1. 促进血管断端收缩	断血流、三七、蒲黄、紫珠草、仙鹤草、败酱草、茜根、小蓟等
	2. 增加毛细血管壁抵抗力	断血流、三七、大黄、槐花、地榆、连翘、金银花等
	3. 降低毛细血管通透性	白茅根、白茅花、败酱草等
血液	1. 增加血小板	当归、白芍、地黄、山茱萸、冬虫夏草、紫河车、阿胶、白术、蒲黄、三七、花生衣、番泻叶、苎麻根等
	2. 促进血小板聚集	断血流、三七、大黄、虎杖、小蓟、苎麻根、血余炭、大蒜、大戟、巴豆油等

续表

作用部位	作用机制	药物名称
	3. 增加血小板第3因子活性	三七、白及、灶心土等
	4. 缩短凝血时间	乌药、白茅根、升麻、白芷、白鲜皮、旱莲草、菊花、鸡冠花、重楼、荆芥炭、珠子参、花蕊石、珍珠母、赤石脂、禹余粮、干漆、水牛角、老鹳草等
	5. 缩短凝血酶原时间	三七、白及、紫珠草、茜根、蒲黄、鸡冠花、灶心土、番泻叶等
	6. 抑制纤维蛋白溶解	大黄、白及、茜草、灶心土、花生衣、升麻等

（二）抗凝、抗血小板聚集及抗血栓药

缺血性脑卒中、心肌梗死、肺栓塞、下肢血管栓塞等梗塞性疾病，中医辨证多考虑与脉络瘀阻有关，其中血瘀证尤为多见。对于这一类疾病的治疗，中医通常采用具有活血化瘀、疏通血脉的药物，效果良好。中医认为瘀血之成、栓塞所生，有因虚所致、因寒所致、因热所致、因痰所致、因郁所致者，因此采用补虚、散寒、清热、化痰、疏肝解郁药来治疗这一类病证。现代药理研究表明，大多数活血化瘀通脉药有不同程度的抗血小板或抗凝、抗血栓作用。

血小板除了参与止血功能之外，在动脉硬化发病、血栓形成过程中亦起重要作用。具有抑制血小板聚集的中药有87种，其中川芎、赤芍、防己、牡丹皮、当归、丁香、附子、虎杖、绞股蓝等中药是通过抑制血栓素 A2 来实现的。

抗凝中药通过干扰凝血过程中的某些环节来阻碍血液凝固。水蛭、红花、赤芍、附子、苏合香、沙棘等药，通过延长凝血酶原时间这一环节来达到抗凝这一目的；而红参、当归、何首乌、三七、丹参、川芎、蒲黄、䗪虫、虻虫、去纤酶及抗栓酶（蝮蛇毒提取物）、蚓激酶（赤子爱胜蚓的有效成分）、尿激酶（人尿的

蛋白水解酶）则是通过阻止纤维蛋白形成，促进纤维蛋白溶解，来达到防栓、溶栓的目的。

此外，某些抗血小板、抗凝、抗血栓中药亦有抑制组织纤维化作用，很有研究应用价值，具体分类参见表2-3-17。

表2-3-17 抗血小板、抗凝、抗血栓中药现代分类表

类别	药物名称
抗血小板聚集药	甘草、大枣、冬虫夏草、虫草菌丝、山茱萸、何首乌、锁阳、蒲黄、苏木、虎杖、生姜、胡椒、麻黄、艾叶、橘红、紫苏、牛黄、黄芩、野菊花、知母、金钱草、决明子、五加皮、防己、罗布麻、松节、葛根、地肤子、麝香、蟾蜍、月见草油、三白草等
抗凝药	白参、黄精、茜草、水红花子、九里香、附子、茵陈、牡蛎、浮萍、猪蹄甲、海风藤、石决明、香菇、乌梅、葱白等
抗血栓药	五叶参、毛冬青、三棱、降香、白果、泽泻、洋金花、秦皮、桑白皮、熊胆、防风、海风藤、豨莶草、梧桐子、牡蛎、蚂蚁等
兼抗血小板、抗凝	红花、皂刺、前胡、花椒等
兼抗血小板、抗血栓	人参、党参、西洋参、黄芪、白芍、女贞子、益母草、蕲蛇、肉桂、丁香、荜澄茄、降香、砂仁、厚朴、薤白、高良姜等
兼抗凝、抗血栓药	柴胡、桃仁、地龙、泽兰等
兼抗血小板、抗凝、抗血栓药	红参、当归、淫羊藿、何首乌、三七、丹参、川芎、血竭、红花、赤芍、姜黄、蒲黄、䗪虫、虻虫、水蛭、蝮蛇、牛黄、全蝎、吴茱萸、苏合香、海藻、大黄、夏天无、沙棘、大蒜等
溶栓药	水蛭、赤子爱胜蚓等
抗器官纤维化药	丹参、桃仁、川芎、甜瓜蒂、丝瓜、瓢瓜子、黄芪、人参、女贞子、甘草等

值得一提的是华法林与中药的相互作用，虽然新型口服抗凝药在临床的广泛推广，仍有大部分地区及患者使用华法林，华法林与中药合用时可能产生药物的增效或减效。

1. 增加药效的机制 降低华法林的血浆蛋白结合率，使血液中游离的华法林增加。如黄连、黄柏主要成分为盐酸小檗碱，与血浆蛋白结合率较高，竞争性华法林与血浆蛋白靶点结合，使游离华法林浓度增加，抗凝作用增强。丹参与人血清白蛋白（HSA）的结合率与华法林相当，能够显著降低华法林的血浆蛋白结合率，血液中游离的华法林浓度升高。

抑制细胞色素 P450（CYP450）酶系统活性的中药，如抑制 CYP2C9、CYP3A4 活性，降低华法林的代谢，增强抗凝作用。如刺五加对 CYP450 酶的抑制作用使华法林代谢减慢；枸杞子的活性成分对 CYP1A2、CYP3A4 和 CYP2C9 具有抑制作用；川芎提取物对 CYP2C9 和 CYP1A2 具有抑制作用，竞争性抑制代谢酶，使游离华法林增加。

降低凝血酶诱导的血小板聚集反应。如紫芝对人血小板聚集有抑制作用，赤芝抑制血小板血栓形成和纤维蛋白血栓形成，均可增强华法林的抗凝血作用。红花在抑制血小板聚集的同时，也抑制了其释放的多种凝血因子，与华法林具有一定的协同作用。鹿衔草提取液中可溶性部分能抑制花生四烯酸诱导的血小板聚集。艾叶醇提取物可在体外抑制 ADP 诱导的家兔血小板聚集，从艾叶中分离的三甲氧基黄酮也可抑制血小板聚集。

抑制血栓素 B2 和血栓素合成酶，增加前列腺素水平。如生姜增加了抗血小板作用，抑制血栓素 B2 的生成，抑制血栓素合成酶，增加前列环素的水平，引起 INR 值升高。

延长凝血酶原时间，减少纤溶酶原，增强抗凝作用。全蝎提取液使激活部分凝血活酶时间和凝血酶原时间均明显延长，抗凝血酶Ⅲ和纤溶酶原含量降低，抗凝作用增强。

2. 降低药效的机制 诱导 CYP2C9、CYP3A4 活性升高，使华法林代谢清除增加，抗凝作用减弱。人参可诱导 CYP2C9

和 CYP3A4 酶活性增高，促进华法林的代谢，降低华法林的抗凝血作用。银杏叶可诱导肝细胞色素 P450 酶，使华法林代谢速度加快，从而降低华法林的抗凝作用。蒺藜则可抑制肠道菌群产生维生素 K，干扰血小板聚集。中药对华法林凝血作用的影响参见表 2-3-18。

表 2-3-18　中药对华法林抗凝血作用的影响

中药类别	抗凝作用增强的药物	抗凝作用减弱的药物
清热药	黄连、黄柏、蒲公英等	
补虚药	甘草、党参、刺五加、灵芝等	人参、西洋参等
补血药	当归等	
温里药	八角茴香、母丁香等	
活血药	片姜黄、丹参、红花、川芎、两面针、西番莲等	银杏叶等
止血药	艾叶等	
收涩药	芡实、五味子等	
利水渗湿药	生姜皮等	
平肝息风药	全蝎、蒺藜等	
祛风湿药	鹿衔草等	
理气药	薤白等	

最近的文献报道，刘志双等进行体外研究银杏叶提取物（GBE）对 4 种新型口服抗凝药，达比加群、阿哌沙班、利伐沙班和依度沙班的抗凝活性的影响。结果显示 GBE 在 0～500μg/mL 范围内对凝血酶时间（TT）无显著性改变，表明 GBE 对凝血酶及纤维蛋白原无显著性影响；而活化凝血因子 X（FXa）的活性随 GBE 浓度增大而增强，如达比加群联合 GBE 后随 GBE 浓度增大而显著延长 TT，这可能与达比加群是凝血酶的直接、强效抑制剂有关。因此，患者在服用抗凝药物时联合使用中药需注意用药安全。

八、神经系统用药

(一)脑血管疾病用药

由于脑动脉粥样硬化病变引起的血管狭窄、堵塞,导致所供血区域脑组织缺血、缺氧,造成部分脑组织的损害,出现相应的神经功能受损表现,统称为缺血性脑血管病。在治疗方面,主要应用血管扩张剂、抗血小板聚集及抗凝药物、血栓溶解剂、脑细胞保护剂、脱水剂等治疗。黄教授对缺血性脑病有如下的经验和体会。

1. 血管扩张剂 通过扩张脑血管,提高灌注压,促进侧支循环的建立,改善局部脑缺氧。如患者无高血压等情况,可选用具有选择性扩张脑血管作用的药物,如中药人参、党参、川芎、丹参、银杏、绞股蓝、枳实、桃仁、益母草、葛根、鹿衔草等。如患者血压偏高,可选用具有全身血管扩张作用的药物。现代药理研究表明,中药葛根、佛手、淫羊藿、灵芝、丹参等具有肾上腺素 β 受体拮抗作用;莲子心、枳实、青风藤、泽泻、黄精、天门冬、灵芝等具有肾上腺素 α 受体拮抗作用,可临证辨证选用。

2. 抗血小板聚集、抗凝及抗血栓药物 通过抗血小板聚集及抗凝治疗,可降低血液黏稠度,减少血栓形成,避免栓塞复发。对于脑梗死早期患者,如符合溶栓条件可行溶栓治疗,以实现梗塞血管的再通。具有抑制血小板聚集作用的中药有 80 多种,其中川芎、赤芍、防己、牡丹皮、当归(阿魏酸)、丁香、附子、虎杖、绞股蓝等通过抑制血栓素 A2 来实现抗血小板聚集作用;三七总皂苷可提高血小板内的环磷酸腺苷(cAMP)含量,抑制血栓素 A2 生成,从而降低血小板活性,抑制血小板聚集。崔国祯等研究发现丹参素对凝血酶诱导的血小板聚集有抑制作用。刘宁等认为红花的有效成分羟基红花黄色素 A 是血小板活化因子的受体拮抗剂,通过抑制血小板活化因子的血小板黏附,可显著抑制腺苷二磷酸(ADP)诱导的家兔血小板聚集。水蛭、红花、赤芍、附子、苏合香、沙棘等药通过延长凝血酶原时间来达到抗凝这一目的;红参、当归、何首乌、三七、丹参、川芎、蒲黄、蟅虫、虻虫等通过阻止纤维蛋白形成、促进纤维蛋白溶解，来达到防栓、溶栓的目的。上述药物均可结合中医辨证临证选用。

3. 脑细胞保护剂　通过调整紊乱的细胞功能，修复缺血的神经元和神经胶质细胞，从而减少脑细胞死亡，改善预后。此类药物包括钙通道阻滞剂、氧自由基清除剂、神经功能抑制剂、脱水剂等。

（1）钙通道阻滞剂：细胞内钙离子浓度过高或钙超载，会使钙依赖性生理生化反应超常运转，耗竭 ATP，产生自由基，可导致血管痉挛，加重缺血缺氧，同时可破坏膜稳定性，加速细胞死亡。研究表明，有 70 余味中药具有钙通道阻滞作用，如防己、川芎、川红花、丹参、前胡、肉桂、白芷、羌活、独活、桑白皮等，可在临证时辨证使用。银杏内酯 K 对局灶性脑缺血再灌注损伤大鼠具有保护作用，与其能够通过线粒体钙离子单向转运体来抑制线粒体钙离子内流有关。脑缺血发生后，能量衰竭，ATP 生成不足，钠泵和钙泵活性降低，离子交换出现障碍，而四氢帕马丁（即延胡索乙素）可通过提高细胞膜钠泵和钙泵的活性以恢复细胞内外离子的平衡，以及阻滞钙通道来减轻细胞内钙超载，最终减轻大鼠脑缺血再灌注损伤。

（2）氧自由基清除剂：在脑卒中后氧自由基产生增多，它们通过过氧化作用攻击细胞膜、RNA 和蛋白质等成分，从而使细胞结构发生变化，导致细胞功能严重受损。许多中药其本身或其所含成分有抗氧化、清除自由基的作用，如人参、三七、白果、五味子、枸杞、丹参、首乌、绞股蓝、灵芝、黄芪、补骨脂、黄精、红景天、沙棘、淫羊藿等。第一节中所述的一些抗衰老保健方剂亦有此作用。

（3）脱水剂：脱水、降低颅内压、减轻脑水肿是脑保护的重要措施。研究表明，中药川芎、红花、麦冬、牛黄、水飞蓟、七叶皂苷等具有减轻脑水肿的作用。此外，茯苓、猪苓、泽泻、白茅根、金钱草、益母草、通草、车前子等具有利尿作用，也可在一定程度上起到脱水作用，可在临床辨证基础上辨证选用。

（二）改善记忆、认知的药物

大脑是人体最重要的组织器官之一，脑组织的重量虽仅占体重的 2%，但脑血流量却为全身血流量的 15%～20%，脑组织的耗氧量占全身的 20%。脑代谢的特点是需要充足的血流量，其中含有高饱和浓度的血氧、提供能量代谢所需的葡萄糖，据此脑组织才能完成神经递质和多种调节物质的合成、储存、释放及作用于受体，保证脑高级功能的正常运转。研究表明，在缺血、缺氧时首先受影响的就是脑组织的记忆功能，特别容易出现暂时性的智力障碍。因此中药在改善认知方面也有相关机制研究。

1. 增强胆碱系统功能　研究表明，痴呆患者中枢胆碱系统全面衰减，采用胆碱酯酶抑制剂等治疗，可改善临床症状。从中草药千层塔中分离的一种新生物碱——石杉碱甲具有易化记忆作用，且副作用少，有一定的临床应用价值。

2. 易化学习记忆作用　研究表明中枢兴奋剂，如咖啡因、士的宁等，可通过提高脑内 5- 羟色胺水平、拮抗中枢 GABA 等多重作用环节，而在不同程度起到改善学习记忆的作用。中药三七、石菖蒲、白芍、白果、绞股蓝、菟丝子、槟榔等可增强记忆获得能力；三七、西红花可增强记忆巩固能力；白果、草苁蓉、党参、葛根等可增强记忆再现能力；党参、黄芪可改善学习记忆过程；而人参可从以上多个环节发挥作用增强记忆。Yang BY 从五味子藤茎中提取的木脂素，可以减少大鼠的逃避潜伏期和行进距离，而增加大鼠 Morris 水迷宫试验中交叉平台时间，表明其可以提高体内认知能力与学习记忆能力。体外实验也发现，五味子乙素可以抗 Aβ1-42 诱导的阿尔茨海默病视神经母细胞瘤细胞损伤，其机制可能与 *DNMT3A* 和 *DNMT1* 的 mRNA 和蛋白表达量显著增加有关。

（三）镇静安眠药

镇静安眠药，中医称之为安神药，该类药物对中枢神经系统有广泛抑制作用，能使大脑皮质从兴奋转入抑制，因而呈现镇静安眠作用，常用于焦虑不安、烦躁失眠，部分镇静安眠中药尚有抗惊厥作用。

安神药多以矿石、贝壳或植物种子入药。矿石、贝壳类药，如朱砂、磁石、珍珠、琥珀、龙骨、牡蛎等重镇沉降，有重镇安神作用；植物及其种子，例如酸枣仁、柏子仁、远志、合欢皮（花）、首乌藤、灵芝等，多有甘润滋养特性，具有养心安神作用。现代药理及临床研究表明，除上述诸药外，还有数十种中药具有镇静安神作用，参见表2-3-19。

表2-3-19　镇静安眠中药药性分类选摘

药性分类	药物名称
补益安神药	黄芪、红芪、沙苑子、西洋参、苍术、白术、大枣、甘草、地黄、当归、冬虫夏草、杜仲、骨碎补、仙茅、淫羊藿、百合等
养心安神药	酸枣仁、柏子仁、石菖蒲、远志、合欢花（或合欢皮）、灵芝、五味子等
清热安神药	黄连、黄芩、山栀子、穿心莲、半边莲、知母、龙胆草、秦皮、茵陈等
温热安神药	肉桂、附子、白附子、丁香、沉香、胡椒、肉豆蔻、荜茇、艾叶等
重镇安神药	琥珀、磁石、龙骨、牡蛎等
息风安神药	天麻、钩藤、白芍、蝉蜕、蔓荆子、水牛角、羚羊角、僵蚕、牛黄、地龙、罗布麻等
理气安神药	柴胡、延胡索、香附等
活血安神药	丹参、三七、川芎、赤芍等
除痰安神药	天南星、法半夏、浙贝母、桔梗、紫苏等
通痹安神药	独活、桂枝、青风藤、秦艽、丝瓜络、鸡血藤、防风、松节、蚂蚁、徐长卿、五加皮、刺五加等
其他	啤酒花、玉米须、石蒜、芹菜、地不容、壁虎、木通、艾叶、龙葵等

明代名医李中梓对安神药的应用提出了卓有见识的方法："不寐之故，大约有五。一曰气虚（六君子汤加酸枣仁、黄芪）；

一曰阴虚（血少心烦，酸枣仁一两，生地黄五钱，米二合，煮粥食之）；一曰痰滞（温胆汤加南星、酸枣仁、雄黄末）；一曰水停（轻者六君子汤加菖蒲、远志、苍术，重者控涎丹）；一曰胃不和（橘红、甘草、石斛、茯苓、半夏、神曲、山楂之类）。大端虽五，虚实寒热，互有不齐，神而明之，存乎其人耳。"

重镇安神药大多为矿石、贝壳，质地坚硬，难于消化吸收，易伤胃肠，不宜久服，脾胃虚弱者宜与健脾益胃药联合使用；远志对胃肠有刺激作用，朱砂有毒，不宜多服久用。

（梁蕴瑜）

第三章

临证医案

　　黄春林教授在 50 余年的临床工作中，接诊了大量的老年病及疑难病患者，凭着扎实的基本功和为患者解除痛苦的信念，黄老精心诊治，取得了卓著的临床疗效。黄老告诉我们要善于总结思考，在临床中要反复实践，观察效果，举一反三，对于疑难病或西医尚束手无策的疾病，中医往往能发挥其独特的魅力，能较好地改善症状，维持整体健康。中医几千年来的宝贵经验，等待着我们去伪存真，整理发扬，提炼精华。此章节为临证医案，医学是一门学问，学海无涯，希望能为临床提供经验，供大家借鉴、探讨。

第一节　高血压医案

　　赵某，男，71 岁，因"反复头晕 15 年，加重 1 周"于 2018 年 5 月 11 日初诊。患者 15 年前因头晕就诊，发现血压偏高，波动于 140～160/85～100mmHg，未系统诊治。近 1 周患者觉头晕加重，伴昏沉感，自测血压最高达 180/110mmHg，自行服降压药治疗，头晕不能缓解，遂来院请黄教授诊治。患者形体肥胖，倦怠乏力，头晕头重，伴食少纳呆，恶心欲吐，时咳白痰，夜眠欠佳，大便溏烂，日 1～2 次，夜尿 2～3 次，舌淡暗，苔白腻，脉弦滑。

　　西医诊断：高血压 3 级（极高危组）。中医辨证：眩晕，证属脾气亏虚、痰浊中阻。治以健脾化湿，除痰定眩。

　　处方：天麻 15g，白术 15g，半夏 10g，竹茹 10g，茯苓 15g，砂仁 5g（后下），橘红 10g，生姜 10g，藿香 10g，罗汉果 10g，田七10g，甘草5g。日一剂，水煎，分两次服。

二诊：服药7剂后，患者精神好转，血压145/90mmHg。头晕减轻，胃纳转佳，咳痰减少，大便较前成形，夜尿1～2次，眠欠佳，舌淡暗，苔薄白，脉弦滑。上方改茯苓为茯神25g，加用淫羊藿15g，远志10g，夜交藤15g。

服上药7剂后，诸症明显好转，无头晕呕恶，咳痰减少，纳眠可，二便调。此后随访降压药减量，血压稳定。

按语：高血压是以动脉收缩压和（或）舒张压增高为主要表现的慢性疾病，可引起心、脑、肾和视网膜等器官病变。高血压是老年常见病，根据其证候表现，归于中医"眩晕""头痛"等证。本病病位在头，与肝、脾、肾相关，多属本虚标实之证。治疗以补虚泻实、调整阴阳为则。

黄教授认为本例患者因脾虚痰阻，清窍受扰，发为眩晕，表现为血压升高，故方选半夏白术天麻汤加减。《医学心悟》云："有湿痰壅遏者，书云'头旋眼花，非天麻半夏不除'是也。"根据其纳呆便溏情况，加砂仁及藿香以化湿醒脾；患者出现咳嗽，加用罗汉果润肺止咳。诸药合用，共奏化湿健脾、化痰定眩之效。

在高血压的治疗过程中，如何有效控制血压和保护靶器官是治疗的重点和难点。现代药理研究表明多种中药具有降压及保护靶器官的作用，因此黄教授在传统辨证治疗的基础上联合辨病治疗。具有降压作用的中药有一百多种，豁痰化浊的降压中药有瓜蒌、法半夏、贝母、前胡、桔梗、银杏、佛手、马兜铃、地龙、昆布、青木香、海藻、陈皮、杏仁、枳实、款冬花等。方中天麻可以扩张血管、改善脑血流，因而有定晕止眩作用；茯苓有健脾安神兼有利尿降压作用；法半夏有影响血管紧张素Ⅱ形成协助降压，并有消除高血压所致眩晕欲呕作用；田七有活血祛瘀、改善脑循环、预防动脉硬化保护靶器官作用。二诊时患者症状改善，加用淫羊藿补肾，减少夜尿；远志、夜交藤养心安神，改善睡眠。现代药理研究表明，淫羊藿有β受体拮抗剂作用，而远志有中枢性降压作用。脾主运化，脾虚运化失常，聚湿生痰，致高血压患有胸闷呕恶之象，故给以藿香、砂仁以化湿醒脾。

经上述治疗,患者血压控制,诸症改善,疗效颇佳。

（李新梅）

第二节　冠心病医案

医案一　冠心病心绞痛

金某,女,61 岁,因"反复胸闷 20 余天"于 2019 年 1 月 17 日就诊。患者因家中亲人患病,疲于照顾,20 天前开始出现阵发性心前区憋闷、堵塞感,发作时伴冷汗出,四肢冰冷,持续时间约数分钟,自服丹参滴丸、阿司匹林后可稍缓解,但胸闷症状仍反复发作。除胸闷外尚有腹胀呕恶,大便秘结,心中烦乱,睡卧不安;舌淡暗,苔白腻,脉弦滑。我院急诊查心电图,提示前壁心肌缺血。

西医诊断:冠心病心绞痛。中医辨证:胸痹,证属痰瘀阻络。治以通阳散结,豁痰宽胸。

处方:瓜蒌皮 15g,薤白 10g,法半夏 15g,党参 20g,麦冬 15g,五味子 5g,白术 30g,枳实 20g,丹参 20g,三七 10g,酸枣仁 50g,浮小麦 50g,甘草 10g,大枣 5 枚。日一剂,水煎,分两次服用。

二诊:阵发胸闷次数减少,持续时间缩短,程度减轻,发作时无呼吸困难及四肢冰冷。纳尚可,大便转通畅,睡眠仍欠佳;舌淡暗,苔白腻,脉弦滑。在前方基础上去枳实、白术,加用合欢花 15g 宁神助眠,陈皮 10g 化痰下气。

继服上方 7 剂后出院,随访患者已无胸闷发作,睡眠转佳,二便通畅,纳食正常。

按语:冠心病心绞痛是一种由心肌急性暂时性缺血缺氧所引起的,以发作性胸痛或胸部不适为主要表现。患者以膻中及左胸部发作性憋闷、疼痛为主症,当属中医学"胸痹"范畴。"胸痹"病名最早见于《黄帝内经》。《素问·藏气法时论》:"心病者,胸中痛,胁支满,胁下痛,膺背肩甲间痛,两臂内痛。"指出胸痹

芪的抗心律失常机制与其具有抗心肌缺血、抗自由基等作用有关。经上述治疗，本案例获得显效。

（张熹煜）

医案二　病态窦房结综合征

邵某，男，80岁，因"反复心悸气短2年，加重2天"于2020年10月26日初诊。患者于2018年开始出现心悸气短，外院查动态心电图示心率最快86次/min，最慢35次/min，平均51次，可见窦性停搏，最长3秒，可见交界性逸搏，诊为"病窦综合征"。患者拒绝行介入检查及起搏器治疗，长期服药。2天前患者出现心悸气短加重，服药不能缓解，自测心率38～51次/min，且伴面色无华，胸闷乏力，动则气促，畏寒肢冷，纳眠欠佳，大便数日未解；舌淡暗，苔白腻，脉沉迟。

西医诊断：病态窦房结综合征。中医辨证：心悸，证属心阳不足、气虚血瘀。治以温阳复脉，益气活血。

处方：炙麻黄5g，熟附子15g（先煎），细辛3g，黄芪30g，白术30g，枳实10g，茯神25g，红花5g，桃仁15g，人参10g，麦冬15g，桂枝10g，干姜10g，陈皮5g，炙甘草10g。日一剂，水煎，分两次服用。

二诊：服用上方7剂，患者精神好转，心悸气促改善，胸闷畏寒减轻，睡眠改善，胃纳稍差，口微干，大便每1～2日一解，质软成形，心率45～55次/min；舌暗淡，苔白稍腻，脉沉缓。在前方基础上加木香10g、石斛15g以行胃气、养胃阴，并防诸药过燥。

上方继服7剂后，心悸、气促等症状基本消失，无胸闷肢冷，纳眠好转，自测心率50～60次/min。

按语：病态窦房结综合征是指窦房结功能异常而引起多种心律失常及相关症状的一组综合征，部分患者多以心悸、头晕为主要症状，甚则黑蒙、晕厥。本病归属于中医"心悸""眩晕"等范畴。黄教授指出，本病多见迟脉、缓脉、结代脉或促脉等。基本病机可概括为心气血阴阳不足、心失所养、心脉痹阻，多为本虚标实之证。

本例患者年老久病，心阳不足，气虚血瘀，心脉失养，故以乏力心悸、气短肢冷、脉率迟缓为表现。方拟四逆汤、麻黄附子细辛汤及炙甘草汤化裁，以温通心阳、补益心气、宁心复脉；并根据其胸闷、舌暗等情况，加用桃仁、红花活血祛瘀；患者便秘，考虑脾肾阳虚，给予枳术汤温脾健运通便。

黄教授指出，我们可根据心律失常不同类型、不同环节，精准辨证选药。现代药理表明，附子、细辛、吴茱萸、花椒、丁香等含有去甲乌药碱，有强心和 β 受体兴奋作用，可改善心功能、加快心率；麻黄有拟肾上腺素作用，可改善传导，提高心率。故本例患者温阳复脉选用麻黄、附子、细辛等药；同时辨证加用活血通脉中药，可改善心脏供血，改善传导功能。病态窦房结综合征通常以提高心率、改善传导的方法加以治疗，但当病态窦房结出现慢快综合征之时，通常治疗很困难。因此可选择对心率具有双向调节作用的中药，如人参、甘草等；另外，炙甘草汤也具有抑制异位节律点兴奋的作用，与提高窦房结功能的麻黄附子细辛汤、四逆汤联合使用，以提高窦性心律，减少异位心率。二诊时患者诸证好转，针对胃纳欠佳，加用木香、石斛以健胃行气，制约药性太燥。诸药合用，患者病情好转稳定。

（梁蕴瑜）

第四节　心力衰竭医案

李某，男，65 岁，因"反复胸闷、气促、肢肿 2 个月，加重 2 天"于 2019 年 4 月 4 日就诊。近 2 个月来患者反复胸闷，静息下气促明显，无法平卧，伴咳嗽，咯白色黏痰，双下肢及腰骶部、阴囊浮肿，2 天前自觉胸闷、气促较前加重。急诊查 NT-proBNP 23 520ng/L；CT 提示肺淤血，心脏增大，右侧中量胸腔积液，左侧少量胸腔积液。考虑心衰，遂入院。患者现神疲乏力，动则气促，夜间时有端坐喘促，偶有胸闷，咳嗽，咯黄白色黏痰，纳差肢肿，小便量少，大便干结；舌淡暗，苔白腻，脉沉数。

西医诊断：心力衰竭（心功能Ⅳ级），冠状动脉粥样硬化性心脏病（PCI 术后）。中医辨证：心衰，证属阳虚水泛。治以温阳利水，活血通络。

处方：熟附子 15g（先煎），茯苓皮 30g，白术 30g，白芍 15g，葶苈子 15g，大枣 10g，黄芪 50g，党参 25g，麦冬 20g，桂枝 10g，枳壳 20g，桃仁 10g，黄芩 15g，生姜 10g，炙甘草 5g。日一剂，水煎，分两次服用。

二诊：上方服用 5 剂后，患者气促缓解，肢肿减轻，可平卧，偶有胸闷心慌，咳嗽好转，仍少许黄白痰，纳可；小便可，大便已解，仍偏干；舌淡，苔白腻微黄，脉细数。处方：上方加秦皮 20g 以清热。上方续服 7 剂，下肢水肿逐渐消退。出院维持中药内服，生活方式干预，坚持服药及门诊复诊。1 个月后门诊随访，患者无气促、肢肿等发作。

按语：心力衰竭是指在静脉回流正常的情况下，由于心肌收缩或 / 和舒张功能障碍，使心输出量绝对或相对低于全身组织代谢需要的综合征。本病属于中医学"心衰""喘证""水肿"等范畴。黄春林教授认为，心力衰竭病机主要由于心气虚衰日久而心阳虚衰，并殃及肺、脾、肾诸脏，而致水湿痰瘀互结而成，属本虚标实之证。心气（阳）虚贯穿疾病的始终，血瘀、水饮是主要病理因素。

本病患者辨证符合阳虚水泛，水之制在脾，水之主在肾，脾阳虚则湿难运化，肾阳虚则水不化气而致水湿内停，治以温阳利水、活血通络，方选真武汤并葶苈大枣泻肺汤加减，并加桃仁活血化瘀。方中黄芪、人参为补益心脾之药；桂枝、甘草温通心阳；枳术丸健脾通便，其中用枳壳取其更好的行气宽中功效；麦冬滋养心阴，防止药性过于温燥。针对其咳痰黄白，大便秘结，考虑存在标实热证，肺与大肠相表里，加用黄芩、秦皮以清肺与大肠之实热。

药理研究表明，方中附子含有去甲乌头碱、棍掌碱，去甲乌药碱是 β- 肾上腺素受体激动剂，有增强收缩力、增加收缩幅度和频率及心输出量的作用，另一有效成分棍掌碱亦具有明显的升压和强心作用。重用黄芪，因其强心作用能显著提高左室收缩功能，并能抗心肌缺血。葶苈子也有强心作用。白术、茯苓皮等有利尿作用，能促进钠的排泄，扩张外周血管。芍药也有强心及扩张外周血管，改善冠脉循环，镇静中枢及副交感神经作用，并有 ACEI 样作用。黄教授认为，除了精准辨证用药之外，心力衰竭的防治要注意控制感染。本例患者咳嗽、咳痰，要注意肺部感染的防治。方中选用黄芩清热化痰，对铜绿假单胞菌、肺炎球菌具有抑制作用；秦皮可清大肠湿热以泄肺热，同时又对金黄色葡萄球菌抑菌效果较好。诸药合用，既可温阳利水、活血通络、化痰通便，又可强心利尿、改善神经内分泌功能、提高心功能、防治感染。

（吴　瑜）

第五节　心肌病医案

医案一　扩张型心肌病

李某某，男，60 岁，因"反复气促、肢肿 5 年"于 2017 年 1 月 18 日初诊。2017 年 9 月患者在当地医院查心脏彩超，提示 EF 36%，左心室增大（55mm），室间隔增厚（12mm），左室壁搏动弥漫性减弱改变。考虑为扩张型心肌病，左室收缩、舒张功能减退。患者因上症反复而多次到外院就诊，诊断为"扩张型心肌病，心功能 3 级"，给予强心、利尿治疗，病情时有反复。现症见：体位性头晕，剑突下不适，活动后气促，畏寒肢冷，大便烂，尿等待；舌质淡暗，苔黄腻，脉沉弱。

西医诊断：扩张型心肌病，心功能 3 级。中医辨证：心衰，证属气虚血瘀水停。治以益气温阳，活血利水。给予生脉葶苈大枣汤合苓桂术甘汤合真武汤加减。

处方：党参 20g，麦冬 15g，五味子 5g，葶苈子 10g，茯苓皮 30g，白术 30g，肉桂 1.5g（焗服），白芍 15g，熟附子 10g（先煎），丹参 20g，鱼腥草 20g，炙甘草 10g，海螵蛸 15g。日一剂，水煎，分两次服用。

二诊：患者服用上方 22 剂后，精神稍好转，气促、肢冷，时有口干渴，舌淡暗，少苔，脉沉细。继续间断服药，门诊随诊。2018 年 3 月复查心脏彩超 EF 52%，2018 年 9 月复查心脏彩超 EF 57%。2019 年 1 月，患者无明显头晕气促，活动正常，二便正常，咽痛有痰。考虑患者长期服利尿剂，利水伤阴，加之温阳药性燥，上方去白术、肉桂、白芍、熟附子，加山药 15g，蒲公英 15g，佩兰 15g，黄芩 15g，浙贝母 15g，以清热利咽祛痰，后咽痛缓解。

按语：心肌病是指以心肌病变为主要表现的一组疾病，不包括已知病因明确或继发于全身疾病的特异性心肌病。目前心肌病的分类为遗传性心肌病（如肥厚型心肌病、致心律失常性右室心肌病等）、混合性心肌病（如扩张型心肌病、限制型心肌病等）、获得性心肌病（如感染性心肌病、心脏气球样变等）。扩张型心肌病主要特征是单侧或双侧心腔扩大并伴有心肌肥厚，心肌收缩功能减退，并可产生充血性心力衰竭。本病病死率较高，确诊后 5 年存活率约 50%，病因多样，约半数病因不清。扩张型心肌病目前尚无有针对性的特效治疗，当发展到失代偿期出现心衰时，给予对症治疗。中医学认为，本病的发生与先天禀赋不足、外邪侵袭、过度劳倦、饮食失调等因素有关；病位在心，与肺、脾、肾三脏关系密切；病机以正虚为本，毒邪、痰饮、血瘀为标，属本虚标实、虚实夹杂的病证。中医治疗原则是扶正祛邪，扶正以固心为主，兼顾肺、脾、肾等脏；祛邪以活血化瘀、涤痰利水为主，兼除外感表邪。

黄教授治疗扩张型心肌病主张使用生脉散、苓桂术甘汤、真武汤。生脉散属于非洋地黄强心中药汤剂，兼具多种药理效应；苓桂术甘汤主治痰饮病胸胁支满，可改善肺淤血、肺水肿；真武汤温肾阳、利水消肿，可改善体循环淤血。本案患者总归心气阴两虚，脾肾阳虚，水气凌心，瘀血阻脉。用生脉散益气养心；用苓桂术甘汤温运脾阳，改善左心衰肺水肿，即中医的"痰饮"；用真武汤温肾助阳，利水消肿。黄教授认为，扩张型心肌病所致之慢性心衰病程较长，迁延不愈，常阳损及阴、阴损及阳，而致阴阳两虚，若仅用附子、肉桂则阳无阴则无以生，若配以养阴之品则疗效较稳定。因此在补益阳气的同时，亦不能忽视养阴，可以制约温阳药过于温燥伤阴。故本病患者守此方法，病情恢复顺利。

黄教授在辨证用药的基础上，也强调针对心肌病辨病治疗，具体有六方面：强心中药、利尿中药、保护心脏中药、抗心律失常中药、抗感染中药、抗栓塞中药。扩张型心肌病心肌广泛受损，使用此类药时必须慎重。本案中葶苈子具有洋地黄样强心作用，同时可泻肺逐水，毒性较低，常规剂量比较安全，葶苈子还可抗心律失常。非洋地黄强心中药人参、麦冬、熟附子等，虽然作用强度不够大，但没有洋地黄的毒副作用，可以长期使用；肉桂、丹参对改善心舒张功能有一定作用，丹参还具有钙通道阻滞剂作用；茯苓、白术等具有利尿作用；麦冬具有抗心律失常作用。辨证选用这些中药可进一步巩固疗效，因而临床实践中能取得较好效果。

（李新梅　钟　言）

医案二　糖尿病心肌病

陈某，女，60岁，因"反复发作气喘、心悸4年余，加重1天"于2009年3月10日初诊。2型糖尿病病史8年，口服降糖药治疗，血糖控制不佳。3年前出现心悸、气短、乏力。此次查空腹血糖15.6mmol/L，经西药强化降糖治疗目前血糖已达标。心电图提示窦性心动过缓，ST-T段改变；心脏彩超提示左心室扩大，心室壁稍增厚，室壁运动弥漫性减弱，左心室射血分数、心肌缩短比数减小，二尖瓣前叶双峰消失，前后叶呈异向活动，提示心肌病。症见气喘，动则尤甚，心悸，精神疲乏，形寒肢冷，口唇青紫，双下肢轻度水肿，二便正常；舌淡暗，苔白腻，脉沉迟细。

西医诊断：糖尿病心肌病，慢性心力衰竭。中医辨证：心衰，证属阳虚水湿瘀阻。治以温阳利水，化瘀通脉。

处方：黄芪 30g，党参 10g，淫羊藿 15g，熟附子 10g（先煎），桂枝 10g，茯苓 15g，白术 10g，三七 5g，葶苈子 15g，大枣 10g。日一剂，水煎，分两次服用。

二诊：患者服用上方 7 剂后，双下肢水肿消退，气喘减轻，活动时稍明显，时有心悸，仍觉疲乏，形寒肢冷，口唇青紫，舌质淡暗，苔薄白，脉沉迟细。上方去葶苈子、大枣，加干姜、三七、丹参以温阳活血祛瘀。以上方加减后续服用 6 个月，患者病情稳定，气喘心悸消失。加补心气口服液巩固，随访未见复发。

按语：糖尿病心肌病是由糖尿病患者在心脏微血管病变、心肌代谢紊乱和心肌纤维化等基础上引发的心肌疾病。目前认为，心肌细胞代谢障碍、支配心肌的微小血管和自主神经功能紊乱、胰岛素抵抗及细胞因子等都参与了糖尿病心肌病的发生、发展。中医历代医籍中散见消渴病并发"心悸""胸闷"的记载。糖尿病心肌病属于中医学"心悸""胸痹""喘证"等范畴。本病的主要病因是素体阴虚、饮食不节、情志失调、劳欲过度等。病理性质属本虚标实，以心气、心阳虚衰为本，瘀血、痰浊、水饮为标。病位在心，涉及肺、脾、肾。基本病理变化为气阴两虚，痰瘀心脉，日久则阴损及阳，阳虚水泛，心肾阳虚。本病预后不良，日久可发展为心阳暴脱，甚至阴阳离决而猝死。

糖尿病心肌病与原发性心肌病的治疗有很多相同之处，但原发性心肌病多与病毒感染有关，因此治疗可选用抗病毒药物如黄芪、淫羊藿、党参等，而糖尿病心肌病必须要降糖治疗。用中医治疗则以益气温阳、利水、逐瘀、化痰为主。黄芪、党参、淫羊藿、三七益气温阳、活血化瘀。药理研究表明，黄芪可促进心肌代谢，减轻培养心肌细胞的缺血、缺氧、缺糖性损伤；黄芪多糖可降低葡萄糖负荷，减轻氧自由基损伤，提高机体抗脂质过氧化，促进胰岛 β 细胞损伤恢复，改善糖尿病糖、脂肪代谢紊乱，保护血管内皮细胞，抑制微血管病变。淫羊藿有降糖、降脂、抑制血小板聚集、扩张冠状动脉、增强心肌收缩力、纠正心律失常等作用。三七亦具有抑制血小板聚集、改善微循环、降脂、抗氧化等作用。因控制高血糖对防止糖尿病心肌病的发生和发展有利，应严格控制血糖。对轻型糖尿病可加强降糖中药治疗，如大黄、人参、山药、茯苓、麦冬、灵芝等，在辨证用药基础上选用，针对性更强。另外尚需注意营养心肌，补心气口服液等是营养心肌的良药，宜长期使用。

（李新梅　钟　言）

医案三　肥厚型心肌病

边某，女，61 岁，因"反复心慌心跳乏力 1 年"于 2015 年 10 月 15 日初诊。患者 2015 年 8 月开始出现心慌心跳。心脏彩超示室间隔最厚处 21mm，未除外肥厚型心肌病（左室腔内轻度梗阻）。左心房 29mm，左室舒张末 35mm，右室 17mm，左室后壁 16mm；EF 58%，二尖瓣、三尖瓣、肺动脉瓣轻度反流，左室收缩舒张功能正常。血压 100/60mmHg，颈静脉可见轻度怒张。心脏听诊：心尖部收缩期杂音 2～3 级，$P_2 > A_2$，主动脉瓣收缩期杂音。患者进食早餐后及夜间平躺时心跳加速，时有胸闷心悸，乏力，口干口苦，纳可，眠一般，多梦易醒，二便调；舌红，苔少，脉沉弱。

西医诊断：肥厚型心肌病。中医辨证：心悸，证属心气虚弱、心脉瘀阻。治以益气养心，活血祛瘀，疏通心脉。拟生脉散加味。

处方：太子参 15g，麦冬 15g，五味子 5g，丹参 15g，三七 5g，红花 5g，佛手 10g，淫羊藿 10g，薄树灵芝 15g，百合 15g，菟丝子 15g，茯苓皮 25g，炒薏苡仁 15g，炙甘草 10g，葛根 30g，生山萸肉 15g。日一剂，水煎，分两次服用。

坚持服药 4 个月，患者心慌、心悸症状消失，睡眠、乏力较前明显改善。再服药半年，2016 年 8 月复查心脏彩超：室间隔 18mm，左室后壁 16mm，左心房 30mm，右心室 16mm，右心房 42mm×28mm，EF 61%。

按语：肥厚型心肌病与扩张型心肌病一样，致病因素不明，但与扩张型心肌病不同的是，肥厚型心肌病的家族遗传倾向更为明显。其遗传规律有：①常染色体显性遗传；②肥厚型心肌病梗阻型和非梗阻型可发生在一个家系，而充血性心肌病和肥厚型心肌病不会发生在一个家系；③一个家系中肥厚型心肌病的发生率为20%左右。主要的病理生理变化为心室肥厚、心肌收缩力增强、左室流出道压力阶差、舒张期弛缓和顺应性异常、二尖瓣反流、心肌缺血和心律失常。左室腔与流出道之间出现收缩期的压力差，是本病的特征。梗阻性肥厚型心肌病在收缩期，肥厚的室间隔肌凸入室腔，使左室流出道狭窄，在收缩中期出现二尖瓣前叶异常向前移，贴近室间隔，形成左室流出道梗阻及相对性二尖瓣关闭不全。左室流出道梗阻继发的病理学意义：可使动脉压下降，冠状动脉灌注不足，更重要的是使射血时间延长，心室做功增加，使心室腔在收缩末期近乎"闭塞"，从而导致心室壁进一步增厚，原已减弱的舒张功能进一步减退，心肌耗氧量增加，加之心肌内小血管疾病及相对减少的心肌内毛细血管分布，而产生缺血性心损伤、心肌坏死，最后心室扩张，收缩力亦减退，发生充血性心力衰竭。本病对心功能的影响主要是舒张功能不良，其原因包括心室僵硬度增加和心脏弛缓功能下降。由于本病病因未明，目前尚无特殊治疗方法。西医学对本病的治疗主要是对症处理和支持疗法，抑制心肌收缩力，改善心室重构。中医治疗原则是扶正祛邪，扶正以心为主，兼顾肺、脾、肾等脏；祛邪以活血化瘀、除痰利水为主，兼除外感表邪。对轻度心衰、轻度心律失常患者可采用中医辨证治疗。

　　本案总体辨证为心气不足，用生脉散益气养心，改善心肌营养，补益心气；丹参、红花、三七活血祛瘀，疏通心脉，防治心肌纤维化；淫羊藿、灵芝、佛手具有中药钙通道阻滞剂样作用，能减轻心肌细胞的钙超载，从而减少心肌的损害；且淫羊藿、灵芝、佛手、葛根等有β受体拮抗剂样作用，可降低心肌耗氧量而保护心脏，改善心肌肥厚、心悸；茯苓皮、薏苡仁通过利尿作用，减轻心脏负荷，改善舒张功能；菟丝子、山萸肉可通过抗氧化、减少自由基而发挥保护心肌的作用。总之，在辨证基础上辨病使用这些中药，通过扩张血管、减轻心脏负担而减缓心衰，并使心肌重构得到改善，因而在临床中收效甚好。

（钟　言）

第六节　直立性低血压医案

邬某，男，80 岁，因"反复头晕乏力 1 年，加重 5 天"于 2019 年 6 月 15 日就诊。患者近 1 年反复头晕乏力，5 天前上症加重，尤其是由坐或卧位转为站立时头晕加重，伴天旋地转、乏力欲跌扑。至外院门诊行相关检查，排除心律失常及癫痫等疾病，测立、卧位血压收缩压差值 20mmHg。目前患者精神疲倦乏力，头晕眼花善忘，畏寒肢冷，夜尿频多，纳眠欠佳，大便秘结，舌暗淡，舌白微腻，脉沉细无力。测卧位血压 130/70mmHg，立位血压 105/65mmHg，立位时觉头晕明显。

西医诊断：直立性低血压。中医辨证：眩晕，证属脾肾亏虚。治以健脾温肾，益气升阳。

处方：黄芪 20g，党参 15g，升麻 10g，柴胡 10g，陈皮 15g，炙甘草 5g，白术 30g，当归 15g，淫羊藿 15g，枳壳 20g，菟丝子 30g，仙鹤草 20g。日一剂，水煎，分两次服用。

二诊：服药 3 剂后，精神较前好转，站立时头晕症状减轻，喜温，夜尿频多，纳少，眠欠佳，大便尚可，舌暗淡，舌白微腻，脉沉细。上方加炒麦芽 15g，炒神曲 15g。续服 7 剂，患者自觉头晕改善，后间断服用中药，患者自己感觉良好。

按语：直立性低血压是指从平卧位突然转为直立位后发生的低血压，同时可伴或不伴头晕、乏力、视物模糊、跌倒等临床症状。直立性低血压患病率随着年龄的增长而上升。中医认为老年患者的直立性低血压属于"眩晕""虚劳""厥证"等范畴。《灵枢·卫气》称"上虚则眩"，以脏腑功能衰退、气血阴阳亏损为主要病机。在治疗上，重点调理脏腑功能和调补气血阴阳之不足。

本例患者证候以虚为主，治以健脾温肾、益气升阳。方拟补中益气汤加减。补中益气汤出自名医李东垣《脾胃论》。黄芪治疗气虚型低血压,使用 30g 以下以发挥其升压作用;方中除黄芪外还有柴胡、升麻、党参等,升提之力倍增;患者肾阳不足,加用淫羊藿、菟丝子以温肾缩尿。二诊时,结合患者纳差症状,酌加健脾开胃之麦芽、神曲,脾阳得养,先天之本得后天之本所助。经治疗患者诸证好转,病情稳定。

结合黄教授经验及药理学研究,具有补益升压的中药有党参、黄芪等药物,具有理气升压药物有枳实、枳壳、陈皮等。故诸药合用,二诊可见疗效。

(卓剑丰)

第七节 动脉粥样硬化性疾病医案

医案一 家族性高脂血症

易某,男,62 岁,因"反复胸闷 12 年,加重 3 个月"于 2019 年 11 月 3 日就诊。患者既往高血压、冠心病(PCI 术后)、多发动脉硬化等病史;2019 年 9 月外院行基因检测,示家族性高胆固醇血症病史,予 PCSK9 单克隆抗体加他汀类药物治疗。11 月 1 日查:总胆固醇 12.25mmol/L,低密度脂蛋白 10.85mmol/L。现患者反复胸闷发作,疲倦乏力,气短懒言,腹胀纳呆,腰膝酸软,睡眠可,小便清长,夜尿频,舌质淡,苔白腻,大便溏,脉弱。

西医诊断:家族性高脂血症,冠心病(PCI 术后),高血压病 3 级(很高危组)。中医辨证:胸痹,证属脾肾阳虚、痰浊瘀阻。治以健脾益肾,祛痰活血。

处方:党参 20g,茯苓 15g,白术 15g,熟附子 10g(先煎),熟地黄 15g,山萸肉 15g,山药 10g,泽泻 10g,牡丹皮 10g,桂枝 10g,黄精 10g,砂仁 10g(后下),石菖蒲 15g,田七片 10g。日一剂,水煎,分两次服用。

二诊:上方服用 5 剂后,胸闷、心悸减少,气短懒言,大便成形,小便调,舌质淡,苔白腻,脉弱。上方基础上调党参为生晒参 10g,加薤白 10g,山楂 10g。后患者门诊间断取药,随诊半年症状明显改善。半年后复查总胆固醇 9.29mmol/L，低密度脂蛋白 6.35mmol/L。

按语：家族性高胆固醇血症（FH）是一种常染色体显性遗传病，其临床特征主要表现为低密度脂蛋白胆固醇（LDL）水平升高以及早发冠状动脉疾病风险增加。家族性高胆固醇血症作为遗传性疾病，检测到 *LDLR*、*ApoB*、*PCSK9*、*LDLRAP1* 基因致病性突变是诊断 FH 的金标准。治疗策略包括治疗性的生活方式改善、药物治疗、脂蛋白血浆置换、肝移植等。高脂血症中医归属"痰证""湿阻""胸痹"等范畴论治，源于《黄帝内经》的膏脂学说是中医认识本病的理论依据。本病与先天禀赋不足，或年老多病、饮食不节、脾胃损伤、痰浊瘀阻有关。

本病患者证属脾肾不足、痰浊瘀阻。治疗当以补肾健脾、化痰活血为主，方选金匮肾气丸合参苓白术散加减。二诊时针对患者反复胸闷，辨证加用具有降胆固醇及甘油三酯作用的人参，以增强扶正之效；加用薤白宽胸化浊，薤白具有降低低密度脂蛋白、防治动脉粥样硬化作用。

黄教授指出，对于高脂血症患者，中药降脂在改善症状方面有较好效果，可通过补益降脂、活血降脂、化痰利湿降脂等治法。对于因先天禀赋不足、脾胃虚弱，或者因后天饮食不节，损伤脾胃，以致脾运失常，脂膏堆积而发病者，最适合选用益气健脾降脂中药如人参等，有补肾扶正作用如何首乌、黄精、女贞子等，可适当配伍一些芳香健脾的中药如木香、砂仁之类以防滋腻，活血降脂作用的银杏叶、山楂等，泽泻等利湿药物具有抑制胆固醇吸收的作用。黄教授针对本例老年血脂异常患者，治以健脾益肾、化痰活血法，精准组方选药，取得较好疗效。

（卓剑丰）

医案二　下肢动脉硬化闭塞症

邓某某，男，62 岁，因"反复双下肢疼痛 1 年余，加重 1 个月"于 2018 年 6 月 26 日就诊。既往高血压及肾功能不全史。1 年前开始出现双下肢疼痛，以双小腿为主，至外院检查彩超提示双下肢动脉硬化狭窄并多发斑块形成，右股总动脉、腘动脉、胫前动脉、足背动脉＞75%。2018 年 1 月至外院行下肢动脉血管腔内成形＋左髂总动脉支架植入术，术后疼痛缓解，恢复良好后出院。1 月前患者再次出现右下肢疼痛，以小腿为主，右足第 1 足趾逐渐出现青紫，疼痛明显并加重。患者拒绝再行介入治疗。来诊时双下肢疼痛，右第一足趾青紫疼痛，夜间痛剧，纳眠差，畏寒肢冷，小便清长，大便无力，2～3 日一行。舌质紫暗，苔白腻，脉弦滑。

西医诊断：下肢动脉硬化闭塞症、慢性肾脏病 4 期、高血压 3 级（很高危组）。中医辨证：脱疽，证属脾肾亏虚，瘀血阻络，治以健脾益肾，通络活血。

处方：熟地 15g，干姜 10g，麻黄 10g，白芥子 6g，肉苁蓉 20g，鹿角胶 10g（烊化），生甘草 5g，蒲黄 10g（包煎），五灵脂 10g，牛膝 15g，菟丝子 15g，肉桂（焗服）3g，桃仁 15g，茯神 30g。日一剂，水煎，分两次服用。

二诊：上方服药 7 剂后双下肢疼痛好转，畏寒肢冷减轻，大便改善，仍有眠欠佳，舌暗红，苔白，脉弦滑。上方加用酸枣仁 30g。续服上方 2 周，后随访，患者足痛减轻，诸症好转。

按语：下肢动脉硬化闭塞症是由于下肢动脉粥样斑块形成阻塞血管后引起下肢供血不足的疾病，患者常常出现下肢出现跛行、皮肤温度降低、疼痛，甚至出现破溃及坏死等表现。该疾病好发于 70 岁以上老年男性，吸烟、糖尿病、高血压等人群更高发。本病属中医"脱疽"范围。最早称之为"脱痈"，见于《灵枢》"发于足趾，名脱痈，其状赤黑，死不治"。"脱疽"病名始见于南北朝时期的《刘涓子鬼遗方》。中医认为，本病由内外之因相合，导致气滞血瘀，脉道阻塞而致。

本病患者年老久病，脾肾亏虚，瘀血阻络。黄教授给予阳和汤合失笑散加减，加以肉苁蓉、牛膝、菟丝子、桃仁等温阳补肾活血之品，共奏补脾益肾，活血止痛之功。阳和汤出自清代《外科全生集》，以起阳回阴消，血脉宣通之功；失笑散出自《太平惠民和剂局方》，有活血祛瘀，通络止痛之功。针对患者便秘情况,选用肉苁蓉、桃仁以润肠通便;针对眠差,黄教授加用茯神、酸枣仁以宁神助眠。

黄教授整理现代药理研究提出:活血化瘀药物可改善血管弹性,增加局部血流,改善局部血液循环,桃仁有抗凝血作用;阳和汤具有改善血液流变学和血管内皮功能的作用;桂皮油有缓解痉挛止痛的作用。本例患者通过补益肝肾、温通经络及活血化瘀以达散寒止痛、活血止痛之效;结合现代研究成果精准选药,诸药合用,患者病情好转,疗效满意。

(吴　瑜)

第八节　甲状腺功能异常医案

医案一　甲状腺功能减退

陶某,男,62岁,因"畏寒肢冷1年"于2019年7月23日就诊。患者于多年前体检发现甲状腺功能减退,目前服用左甲状腺素钠片50mg,日一次。近1年来自觉疲倦,易困,全身乏力,四肢冰凉,怕冷,活动后无汗,尿清长,软便,反复在外院及附近诊所服用中成药,仍未见好转;舌暗淡,苔薄,脉沉。

西医诊断:甲状腺功能减退。中医辨证:虚劳,证属肾阳虚证。治以温补肾阳,益气祛寒。

处方:熟地黄20g,山茱萸15g,山药25g,熟附子10g(先煎),肉桂2g(焗服),菟丝子15g,鹿角霜15g,枸杞10g,石斛15g,黄芪50g,川牛膝10g,杜仲15g。日一剂,水煎,分两次服用。

二诊:服药15剂后,患者颜面水肿消退,困倦乏力,腰膝酸软,四肢冰凉,怕冷,尿清长,软便;舌暗淡,苔薄,脉沉。上方加淫羊藿20g、山药25g,阴阳并补。

三诊:再服15剂后,四肢冰凉改善,仍有怕冷,着长袖衣,阳痿早泄,二便调;舌暗淡,苔薄,脉沉。上方去山药,加锁阳15g、巴戟天15g,增强补肾阳之效。又服7剂,患者症状好转,未见明显畏寒困倦,嘱其定期复查甲状腺功能。

按语：甲状腺功能减退临床上以精神萎靡、倦怠乏力、形寒肢冷、动作缓慢、健忘、纳呆、体重增加等为主要表现，严重者出现黏液性水肿，甚至可出现黏液性水肿昏迷。究其根本，主要为虚证。《理虚元鉴·治虚有三本》："治虚有三本，肺、脾、肾是也。肺为五脏之天，脾为百骸之母，肾为性命之根，治肺、治脾、治肾，治虚之道毕矣。"患者先天禀赋不足，加之年老，命门火衰，温煦失职，畏寒肢冷、神疲乏力、腰膝酸冷均为肾阳失于温养之象，予右归丸加减以温补肾阳。方中用附子、肉桂温补肾阳；杜仲、山茱萸、菟丝子、鹿角霜温补肾气；熟地、山药补益精血，滋阴以助阳；黄芪、茯苓益气健脾；石斛、枸杞滋阴养胃，防温燥伤阴之弊。二诊时患者症状较前有所改善，加肉桂温肾阳，同时具有促进甲状腺合成、甲状腺素分泌以及稳定调节血液中的含量的作用。三诊时针对患者夏季穿长袖，畏寒体虚之象，予锁阳、巴戟天，加强补肾益精功效。黄春林教授在多种疾病治疗上，认为温肾助阳、益气健脾同等重要。同时，根据兼症，佐以疏肝解郁、利尿消肿、活血化瘀等治法。同时，结合中药现代药理，对于气血虚弱、肾气不足者，选用黄芪、鹿角霜、熟地、淫羊藿等具有类似激素样作用的补益药，疗效甚佳。

目前本病主要治法为甲状腺激素替代疗法，一般需要长期服用，因其不可避免的副作用，常有患者不能耐受而中断治疗。与之相对的，中医药在改善症状、整体调节免疫机制方面有其独特作用，故中医药联合替代疗法效果更佳。

（孙晓虹　钟　言）

医案二　甲状腺功能亢进

林某，女，61岁，因"甲状腺功能异常2年"于2020年1月24日就诊。两年前由当地医院诊断为桥本氏甲状腺炎、亚临床甲状腺功能减退，服用左甲状腺素钠片25μg日一次，3个月后停药。2019年6月患者出现汗出、脱发的症状，同年10月26日复查甲状腺功能提示甲状腺功能亢进、白细胞减少。服用甲巯咪唑片5mg，日一次，10月29日复查血常规及肝功，因白细胞显著下降、肝酶升高,故停用甲巯咪唑片。患者颈前肿大,心慌,胃脘部隐痛,善太息,情绪紧张,消谷善饥,耳鸣,夜眠差,二便调。舌红,苔白,脉弦细数。

西医诊断:甲状腺功能亢进,桥本甲状腺炎,白细胞减少。中医辨证:瘿病,证属肝郁脾虚。治以疏肝健脾,养阴和胃。

处方:柴胡 6g,当归 12g,炒白术 15g,茯苓 15g,白芍 15g,炙甘草 6g,郁金 15g,玄参 20g,麦冬 15g,五味子 6g,厚朴 10g,枳壳 12g。日一剂,水煎,分两次服用。

二诊:服药 1 个月后,心慌好转,胃痛减轻,纳食尚可,夜眠好转,时有盗汗,大便不成形,1～2 次 /d;舌红,苔薄白,脉弦细。上方去玄参,加用太子参 15g,与麦冬、五味子为伍,取"生脉散"之义,旨在益气养阴。嘱患者畅情志,少碘饮食。

三诊:服药 15 剂后,甲状腺体积明显减小,耳鸣,夜眠欠佳,经量偏少,其余症状均消失,舌红,苔白,脉弦细。上方去太子参、麦冬、五味子,加黄芩 5g、薄荷 5g、知母 10g、厚朴 10g。继续治疗 1 个月,患者病情稳定,无明显心慌、胃痛,甲状腺体积明显减小,不适症状消失。

按语:甲状腺功能亢进(简称甲亢),是指由于甲状腺激素合成和分泌增加,导致基础代谢增加和交感神经系统的兴奋性增加,最后甲状腺呈现高功能状态的一组疾病。其特征有甲状腺肿、突眼征、基础代谢率增加和自主神经系统功能失常。中医将颈前喉结两旁结块、肿大为主要临床特征的一类疾病,如单纯性甲状腺肿、甲状腺功能亢进、甲状腺炎、甲状腺腺瘤、甲状腺癌等,归结为"瘿病",气滞、痰凝、血瘀壅结颈前是瘿病的基本病机。瘿病初起多实,病久则由实致虚,尤以阴虚、气虚为主,表现为虚实错杂,治疗时应辨明主次,予以兼顾。

一诊时辨证肝郁脾虚兼气阴两虚证,治疗宜疏肝解郁、滋阴凉血、养血为主,方选逍遥散加减。柴胡、郁金重在疏肝解郁;白芍柔肝;麦冬、玄参凉血滋阴;白术健脾和胃;枳壳、厚朴行气。二诊时气阴虚象明显,故于上方去玄参,加入太子参,与麦冬、五味子取"生脉散"之义,旨在益气养阴。嘱患者畅情志,少碘饮食。三诊时根据患者情况考虑肝郁化火去太子参、麦冬、五味子，加黄芩、薄荷以清泄肝火，加用知母以清热养阴，少许厚朴用来调畅气机。

黄教授在此患者的诊疗中，运用"和法"核心思想，通过调畅气机、调和阴阳之原则，进行遣方派药，为此案中患者服用西医抗甲状腺药物出现严重副作用及不良反应寻找到了新的治疗途径。逍遥散为和解方剂的代表方，具有用药轻灵、加减灵活、配伍精巧的特点，生脉散为益气养阴之名方。因此善用上述二方，随症加减，所用药物价格低廉，所治患者效果显著，着实体现了"简、便、廉、验"的用药特色。

（史亚辉　钟　言）

第九节　尿失禁及尿道综合征医案

医案一　压力性尿失禁

黄某某，女，66 岁，因"尿失禁 3 年"于 2020 年 3 月 16 日初诊。患者失眠、便秘多年，近 3 年出现尿失禁，尿失禁发生在突然咳嗽、用力快跑时，既往还有腰痛，X 线检查示轻度骨质增生，右下肢少许发麻，大便干结，舌质淡，舌苔白，脉沉无力。

西医诊断：压力性尿失禁，便秘，腰椎退行性变。中医辨证：遗溺，证属脾肾两虚。治宜健脾固肾，益气止遗。方选缩泉丸加减。

处方：天台乌药 15g，益智仁 10g，山药 15g，黄柏 10g，肉桂 1.5g（焗），炙麻黄 5g，露蜂房 10g，酸枣仁 50g，茯神 50g，合欢花 20g，浮小麦 50g，黄精 20g，炙甘草 15g。日一剂，水煎，分两次服用。同时建议结合药膳九制益智果作零食，固肾缩尿。

服用七剂后大便通，睡眠佳，遗尿减。效不更方，再服七剂遗溺终止。

按语：尿失禁即膀胱不能维持其控制排尿的功能，尿液不能控制而自行流出的现象。尿失禁可发生于各年龄组的患者，但老年患者更为常见。由于老年人尿失禁较多见，致使人们误以为尿失禁是衰老过程中不可避免的自然后果。事实上，老年人尿失禁的原因很多，应积极寻找原因，采取合理的治疗方法。尿失禁属于中医"遗溺""小便不禁"范畴。尿失禁涉及的脏腑、经络，除肾与膀胱外，尚有脑髓、肝、脾、肺，以及冲、任、督、带脉等。结合此案辨证为脾肾两虚，方选缩泉丸、通关丸（黄柏、知母、肉桂），合炙麻黄、露蜂房固肾、缩尿、止遗溺；酸枣仁、茯神、合欢花、浮小麦安神助眠；黄精补肾通便；加怀山配合健脾，以后天补先天。诸药合用，共获补益脾肾、缩尿止遗之效。具有尿道括约肌收缩的中药中，炙麻黄为辛温解表药，现代药理证明其有 α 与 β 受体兴奋作用，α 受体兴奋，收缩尿道括约肌；β 受体兴奋，舒张膀胱逼尿肌，治疗尿失禁有效。本案在缩泉丸的基础上加炙麻黄、露蜂房固肾缩尿、止遗收涩，兼有 α 与 β 受体兴奋作用治疗尿失禁，因而取效。《本草纲目》记载："益智仁，辛，温，无毒。主治遗精虚漏，小便余沥，益气安神，补不足，利三焦。"其制成"九制益智、甜酸益智、糖沙益智、蜜饯益智"等保健食品，能益气安神、补肾气、健脾胃、提神醒脑、增加智力，久服对遗精、遗尿、尿频等具有良好疗效。

（钟　言）

医案二　女性尿失禁

杜某，女，84 岁，因"尿频，尿急，尿失禁 2 个月"于 2017 年 3 月 25 日就诊。患者既往因良性疾病行子宫切除术，近两个月患者站立 15～20 分钟出现尿失禁，卧床转身时亦会出现尿失禁，无尿痛，伴腰冷，腿麻；舌淡红，苔薄白，脉沉无力。

西医诊断：混合性尿失禁。中医辨证：遗溺，证属肝郁脾肾两虚。治以疏肝理脾，固肾缩小便，止遗尿。

处方：天台乌药 12g，山药 15g，益智仁 10g，金樱子 30g，芡实 30g，黄柏 10g，肉桂 1.5g（焗），黄精 20g，炙麻黄 5g，蜂房 10g，巴戟天 20g，桑螵蛸 10g，茯神 30g，酸枣仁 30g，浮小麦 30g，炙甘草 10g。15 剂，日一剂，水煎，分两次服用。

用药 15 剂后患者尿频、尿急、尿失禁明显改善,可以站立 1~2 小时做家务,亦不至于遗尿。之后再配 15 剂,做成膏剂,巩固疗效。制作方法:将 15 剂中药,反复水煎 3 次,合并 3 次药液,过滤去渣成 900ml 药液。加山药粉 100g,饴糖 200g,制成膏剂,瓶装(每瓶 120ml),冷藏备用。每日 3 次,每次约 20ml(1 勺),温服。

按语:尿失禁分类包括真性尿失禁、假性尿失禁、压力性尿失禁、急迫性尿失禁、混合性尿失禁、逼尿肌过度活跃/膀胱过度活动症、神经源性膀胱等。针对女性尿失禁病因病机主要涉及神经系统损伤,失去对泌尿道的正常管控;膀胱与尿道的协调性破坏;盆腔内脏器结构及位置关系失常。病机涉及脏腑、经络,其中尤为重要者,除肾与膀胱外,尚有脑髓、肝、脾、肺,以及冲、任、督、带脉等。

依据中医病机,理气健脾、缩尿止遗方药常用缩泉丸,由山药、益智仁、乌药组成。补益心肾、固肾止遗方药常用桑螵蛸散,由桑螵蛸、远志、菖蒲、龙骨、人参、茯神、当归、龟甲组成;或金锁固精丸,由沙苑蒺藜、芡实、莲须、龙骨、牡蛎等组成。其他常用中药有木香、砂仁、蔻仁、佩兰、草果、藿香、莲子、茴香、肉桂、附子、冬虫夏草、淫羊藿、蛇床子、蛤蚧、金樱子、覆盆子等。

本例患者高龄独居,生活难免孤寂,加之身体不适,易见情志不畅,郁郁寡欢。发病 2 个月,症见站立 15~20 分钟出现尿失禁,卧床转身时亦会出现尿失禁,对患者生活造成较大影响,伴见腰冷、腿麻,舌淡红,苔薄白,脉沉无力。黄教授认为该患者为肝郁、脾肾两虚所致,故确立治法疏肝理脾、固肾缩小便、止遗尿。先以中药汤剂治疗,缩泉丸、水陆二仙丹合方加味,益智仁、天台乌药温肾缩尿,与山药合用有温脾益肾、缩泉止遗的作用,用于下元虚冷、小便频数;金樱子、芡实益肾收敛、固精缩尿;桑螵蛸亦可固精缩尿;黄柏、肉桂滋肾通关;黄柏清肾中伏热,清湿热以泻下焦相火;同时用少许辛热肉桂,寒热并用,以此为引使,助命门之火,增强膀胱的气化作用,通关使热清湿去，气化得司。黄精补肾、抑菌、增强机体免疫力，同时此处配合黄柏、肉桂滋肾通关，消除表现为尿频、尿急的泌尿道炎症。巴戟天、浮小麦，现代药理证明其有抗抑郁作用。麻黄，现代药理提示其具有 α 与 β 受体兴奋作用，可起到松弛膀胱括约肌、收缩尿道括约肌的作用。茯神、酸枣仁养心安神，可治疗患者心情郁郁不畅。在绝经后期，因雌激素水平低，造成泌尿生殖道萎缩，引起无菌性炎症、膀胱过度活跃、尿频、尿急、尿失禁，可适当选用雌激素类药物治疗，具有雌激素样作用的中药有黄芪、菟丝子、续断、香附、八角茴香、莲须、啤酒花、升麻、葛根等。

本患者服用中药 2 周后症状明显改善，可以站立 1~2 小时做家务，亦不至于遗尿。继将汤剂改制成膏方以巩固治疗。本案经中医药治疗取得了良好的临床效果。

（曹立幸　罗雪娟　蔡舒雅）

医案三　尿道综合征

欧某，女，75 岁，因"夜尿频数 1 年，加重 1 周"于 2019 年 5 月 20 日初诊。患者 1 年前开始出现夜尿频数，夜尿频急，5~6 次一晚，既往外院中段尿培养、泌尿系彩超未见异常，膀胱镜提示慢性膀胱炎。偶有少腹灼热、隐痛，眠差，头晕，呈昏沉感，口干不欲饮，胃纳可，大便可；舌暗红，苔黄微腻，脉细数。

西医诊断：尿道综合征，慢性膀胱炎。中医辨证：淋证，证属气虚、湿热瘀阻。治以益气化湿，活血通络，清热通淋。

处方：黄芪 15g，当归 10g，黄柏 15g，肉桂 3g，天台乌药 30g，益智仁 10g，香附 25g，延胡索 20g，白芍 30g，车前草 25g，薏苡仁 25g，全蝎 5g，刘寄奴 20g，酸枣仁 50g，甘草 10g。日一剂，水煎，分两次服用。

服药 5 剂后少腹灼热、隐痛好转，夜尿频急改善，每晚 3 次。随访 2 周，排尿较前顺畅，无明显尿频、尿急，夜尿 2~3 次。

按语：尿道综合征是指有尿频、尿急、尿痛等症状，但膀胱和尿道检查无明显器质性病变的一组非特异性综合征。多见于已婚的中青年女性。常由于尿道外口解剖异常（如小阴唇融合、尿道处女膜融合、处女膜伞等)、尿道远端梗阻、泌尿系感染以及局部化学性、机械性刺激等因素所引起。中医之淋证是指以小便频数、淋漓涩痛、小腹拘急引痛为主症的疾病。根据病因和症状特点可分为热淋、血淋、石淋、气淋、膏淋、劳淋六证。《诸病源候论》云："诸淋者，由肾虚膀胱热故也。"其基本病机为湿热蕴结下焦，肾与膀胱气化不利。辨证时首辨淋证类别，再审证候虚实，三别标本缓急。故治疗老年淋证，需要兼顾本虚如脾肾虚及标实如水湿、瘀血等。

尿道综合征是老年患者常见症状，患者有尿频、尿急，但中段尿培养阴性或无显著细菌尿。黄春林教授认为，老年尿频、尿急的治疗要辨别病因，鉴别在何脏腑，辨别气血阴阳寒热虚实。黄春林教授此方用黄芪、甘草益气健脾，以助水湿运化；益智仁、肉桂、台乌药温肾化气；当归、刘寄奴、全蝎、延胡索活血通经；酸枣仁养血助眠；香附理气疏肝，改善焦虑眠差；黄柏、车前草、薏苡仁清热利湿；甘草调和诸药。针对尿道综合征的辨病治疗要消除原发病因，鉴别是感染因素引起还是非感染因素引起。如果尿常规有白细胞，多见于泌尿系感染，本案使用了黄芪、当归等补益抗感染作用的中药。老年女性雌激素水平低下也可以引起该症状，可酌加香附等具有雌激素样作用中药。如患者久病有膀胱炎、膀胱颈硬化、膀胱颈痉挛等病理改变时，中医认为有瘀血，应酌加活血化瘀、疏通水道的中药如刘寄奴。尿频、尿急患者多合并尿痛，此时可加白芍、延胡索、香附，局部解痉止痛，从不同角度兼顾，取得良效。

（吴　瑜）

第十节　复杂性尿路感染医案

卫某，女，68岁，因"排尿困难并留置尿管18年，发热2天"于2020年4月12日初诊。患者18年前出现发热，呼吸困难，下肢麻木乏力，无法行走，排尿困难，经诊为"视神经脊髓炎"，用泼尼松龙治疗并长期留置尿管，后多次因上症加重伴尿路感染反复住院治疗。此次 2 天前出现发热，自测体温 37.7℃，尿色浑浊，外院查尿常规示白细胞（+++），予口服抗生素治疗。为求中医治疗来诊。现症见患者精神疲倦乏力，发热，体温37.5℃，尿管引流尿液混浊，腰膝酸痛，小腹坠胀，大便秘结，舌质胖淡，舌苔黄腻，脉沉细无力。

西医诊断：复杂性尿路感染。中医辨证：劳淋，证属脾肾两虚、湿热瘀阻。治以健脾益肾，清热祛湿通络。

处方：黄芪 30g，当归 15g，黄精 20g，女贞子 20g，蛇床子10g，佩兰 15g，海螵蛸 15g，车前子 20g，石斛 20g，丁香 10g，积雪草 20g，桃仁 10g，黄柏 15g，大黄炭 10g，甘草 10g。日一剂，水煎，分两次服用。

二诊：服药 3 周后，患者精神好转，无发热，尿液转清，腰及小腹不适减轻，大便通畅，舌质胖淡，舌苔黄腻，脉沉细。续服上方 1 个月，后诸症改善，复查尿常规白细胞转阴。

按语：尿路感染是常见的感染性疾病，是由各种病原体入侵泌尿系统引起的疾病。根据有无尿路异常和复杂因素，分为复杂性和非复杂性尿路感染。本病多归于中医"淋证""尿浊"之范畴。

对于难治性感染应当以抗感染联合增强免疫力为主要原则，所以中医应扶正祛邪，结合具体辨证当健脾补肾、利湿清热化瘀。黄教授认为此患者虚实夹杂，方中黄芪、当归、黄精、女贞子健脾补肾，同时具有增强机体抵抗力、抗菌的作用，可补益抗感染，提升免疫力。其次难治性泌尿道感染，尿道黏膜长期有慢性炎症刺激，导致水道不平，甚至阻塞，可以选用疏通水道、利尿通淋的药物。大黄炭、桃仁、黄柏清泄下焦热，化瘀利水通便，兼有抗感染功效；车前草、积雪草利尿通淋，车前草也可抗感染；蛇床子补益抗感染。配合芳香化浊药可防止苦寒药造成的胃肠道反应，另外丁香、佩兰也有抗感染功效；石斛、海螵蛸养阴护胃。诸药合用，扶正祛邪，补益抗感染，故疗效显著。

（李新梅　钟　言）

第十一节 慢性肾脏病医案

医案一 高尿酸血症肾病

洪某，男，74 岁，因"发现血肌酐升高 4 个月余，双下肢疼痛、浮肿 1 周"于 2017 年 5 月 12 日初诊。患者高尿酸病史 10 余年，2017 年 1 月体检发现肌酐升高，未经系统诊疗。1 周前患者出现双膝及踝关节疼痛，伴下肢水肿。3 天前至外院查血尿酸 610μmol/L，血肌酐 215μmol/L，服"别嘌醇片、扶他林"等药物后改善不明显，遂来诊。现症见患者精神疲倦，双膝、踝关节红肿热痛，行走困难，少许腰酸，胃脘胀闷，夜尿 1 次，大便黏滞；舌淡暗，苔黄腻，脉弦滑。

西医诊断：高尿酸血症肾病、慢性肾脏病 4 期、痛风性关节炎。中医诊断：痹证，证属脾肾气虚、湿热瘀阻。治以补肾健脾，清热化湿通络。

处方：黄柏 15g，土茯苓 25g，牛膝 15g，猪苓 30g，粉萆薢 15g，薏苡仁 30g，海螵蛸 15g，香附 25g，延胡索 15g，桃仁 15g，三七片 10g，秦皮 15g，豨莶草 15g，百合 30g，甘草 10g。日一剂，水煎，分两次服用。尿毒清颗粒 1 袋，日四次，解毒降浊。生川乌、草乌、细辛、两面针各 15g，煮水浴足过踝；黄柏、大黄等药物水煎，湿敷双膝。

二诊：服药 7 剂后，关节红肿消退，疼痛好转，可下地行走。无胃脘不适，眠可，二便尚可。偶觉疲倦乏力及腰酸不适，舌淡暗，苔薄白，脉弦滑。上方去香附、延胡索，加用大黄炭 5g、积雪草 15g 以解毒降浊。2017 年 8 月复查尿酸降至 230μmo/L，肌酐下降至 140μmol/L，无明显关节疼痛及不适。

按语：高尿酸血症肾病是由于血尿酸产生过多或排泄减少形成高尿酸血症所致的肾损害，可伴有腰酸、腰痛、关节肿胀或屈伸不利，甚至口有尿臭等症状。根据其表现不同，归于中医"痹证""历节病""水肿"等证。其病机与脾、肾相关，多属本虚标实之证。

黄教授认为本例患者脾肾气虚，气血生化乏源，气虚血瘀，脾虚湿蕴，湿热瘀阻，关节不利，发为痹证。故治疗当益肾健脾以使气血津液运行有力，清热化湿、活血化瘀以祛邪通痹止痛。方中用牛膝益肾活血通络，引药下行；土茯苓、猪苓、粉草薢利水；薏苡仁通痹健脾；黄柏清热利湿；香附、延胡索、桃仁、三七行气活血止痛；秦皮、豨莶草祛风湿止痛；甘草调和诸药；海螵蛸护胃。二诊时痛减，故减活血行气止痛之香附、延胡索，加党参、菟丝子以健脾补肾。

黄教授认为，中医治疗高尿酸血症肾病有独特的优势，结合中药药理研究，可精准辨病选药。如抑制尿酸合成的中药有桃仁、决明子等；促进尿酸经肾排泄的中药有秦皮、土茯苓、威灵仙等；促进尿酸经肠道排出的中药有虎杖、大黄等；含秋水仙碱或者有秋水仙碱样作用的中药有百合、山慈菇（小毒）等；降尿酸作用的中药有粉草薢、豨莶草等；有糖皮质激素样作用的中药有黄芪、人参等；护肾、降肌酐的中药有大黄炭、积雪草等。故我们在辨证论治的基础上，精准选择降血尿酸、保护肾功能作用的中药，能一举两得。

（廖玉财　李新梅）

医案二　糖尿病肾病

彭某某，男，81岁，因"反复倦怠肢肿5年余，加重3天"于2020年5月23日初诊。患者于5年前出现倦怠肢肿，至外院发现血糖及肌酐偏高，尿蛋白（+），平素间断服药治疗，病情时有反复。5月21日外院查空腹血糖8.2mmol/L，血肌酐180μmol/L。现症见患者神倦乏力，面色无华，时有头晕，下肢水肿，胃纳欠佳，眠一般，大便无力，干结；舌暗红，苔白，脉弦滑。

西医诊断：糖尿病肾病。中医诊断：肾衰，证属脾肾气虚、水湿瘀阻。治以健脾益肾，利水消肿，活血祛瘀。

处方：黄芪30g，淫羊藿25g，黄精15g，海螵蛸15g，大黄炭15g，白术30g，枳壳20g，佩兰15g，三七片10g，蒲黄10g（包煎），甘草5g，茯苓皮20g，日一剂，水煎，分两次服用。

二诊：服药7剂后，疲倦乏力、下肢水肿好转。上方加昆布15g，活血除痰降浊，巩固疗效。门诊坚持服药，随访患者3个月，胃纳转佳，血糖、血肌酐控制稳定，诸症好转。

按语：糖尿病肾病是糖尿病患者最重要的微血管慢性并发症之一，是目前引起终末期肾病的首要原因。糖尿病肾病的治疗以控制血糖、控制血压、减少尿蛋白为主，还包括生活方式干预、纠正脂质代谢紊乱、治疗肾功能不全并发症、透析治疗等。中医称糖尿病为"消渴"，把糖尿病肾病称之为"消渴变证"。《圣济总录•消渴门》指出"此（消渴病）久不愈，能为水肿痈疽之病"。《证治要诀•三消》云："三消久而小便不臭，反作甜气，在溺桶中滚涌，其病为重。更有浮在溺面如猪脂，溅在桶边如烛泪，此精不禁，真元竭矣。"这里描述的消渴病久可出现水肿，尿浊如脂，与糖尿病肾病的症状极为相似，而且明确指出其发病系由消渴日久、肾体受损所致。本病病位主要在肾、脾，其基本病机是本虚标实，早期燥热阴伤，阴虚气失所养，致使气阴两伤；后期气虚失摄，精微外泄，导致尿多、尿浊、多泡，气虚帅血无力则血脉瘀阻；日久阴损及阳、阴阳两虚，水湿气化不利，水湿滞留，游溢肌肤，导致尿浊、水肿；最后溺毒瘀阻，五脏受损，诸症丛生。

本案以脾肾亏虚为主，标实为水气、湿浊、血瘀之证为主，采用攻补兼施的方法。予淫羊藿、黄芪、白术健脾益肾、阴阳并补，同时枳术汤行气通便；黄精补益脾肾；大黄炭活血降浊；海螵蛸收敛护胃；三七、蒲黄活血化瘀；佩兰理气祛湿；茯苓皮利水消肿。诸药合用，共奏利水消肿、活血祛瘀之效。

现代药理研究表明，方中黄芪可通过增加胰岛素敏感及抑制醛糖还原酶降血糖；淫羊藿、白术、黄精、三七均可降糖；蒲黄可改善胰岛素抵抗而降糖；大黄炭、昆布可降低肌酐水平，昆布活血祛痰，也有降糖作用。黄老重用黄芪、淫羊藿温补脾肾，同时需要配合理气药，避免滋腻碍胃。通过精准辨病辨证，精准选方用药，故能使患者病情很快稳定好转。

（钟　言）

第十二节　原发性肾小球疾病医案

医案一　膜性肾病

潘某，女，60 岁，因"尿液混浊多泡 3 年，加重 2 周"于 2019 年 11 月 08 日初诊。患者 3 年前出现尿液混浊多泡，且伴双下肢水肿。至外院查尿常规示尿蛋白（+++），经肾穿刺活检诊为 I 期膜性肾病，曾服"美卓乐"治疗，后复查尿蛋白（+），患者自行停用激素。2 周前患者再次出现上症加重，复查尿蛋白（+++），24 小时尿蛋白 4.5g，为寻求中医药治疗来诊。患者神疲乏力，腰膝酸软，双下肢水肿，纳欠佳，时口干，眠一般，尿浊多泡，尿色偏黄，大便尚可；舌淡暗，苔黄腻，脉弦细。

西医诊断：膜性肾病（I 期）。中医辨证：尿浊，证属脾肾气虚、湿热瘀阻。治以补脾益肾，清热化湿通络。方选仙芪地黄汤加减。

处方：黄芪 50g，淫羊藿 25g，炙甘草 5g，生地黄 15g，山药 20g，山萸肉 15g，茯苓皮 30g，泽泻 30g，猪苓 30g，牡丹皮 15g，芡实 30g，金樱子 30g，砂仁 10g（后下），黄柏 15g，车前草 30g。日一剂，水煎，分两次服用。并配合昆仙胶囊 2 粒，日 3 次，口服。

二诊：服药 7 剂后，精神好转，口干、纳差好转，双下肢水肿减轻，尿色转清，大便调；舌淡暗，苔白腻，脉弦细。上方去车前草，加田七 10g，以活血利水、疏通肾脉。患者后守方服药。3 个月后复查尿蛋白阴性，病情稳定，尿液较清，无明显水肿。

按语：膜性肾病是以肾小球毛细血管基底膜增厚，伴弥漫性上皮细胞下免疫复合物沉积为特征的一组疾病，临床表现主要为大量蛋白尿、低蛋白血症及水肿。现代医学对该病的治疗主要药物是激素和免疫抑制剂。膜性肾病的治疗效果有较大的差异，部分患者持续不缓解，或缓解后在减药、停药过程中复发，是当前公认的治疗难点。本病可归于中医的"尿浊""水肿"范畴，病位在肾，与肝、脾等相关。

黄教授认为，蛋白尿究其原因主要为"肾虚不固，精微下泄"；而免疫复合物属于有形之物，易于沉积，缠绵难愈，符合中医"湿""瘀"的属性。故以健脾补肾、祛湿活血为法，自拟仙芪地黄汤加减。方中重用黄芪、山药、炙甘草益气健脾；淫羊藿、熟地、山萸肉、金樱子、芡实并补肾之阴阳；茯苓皮、泽泻、猪苓利水渗湿；黄柏、车前草清热利湿；砂仁行气消滞，以防胃气受碍。二诊时，佐以田七活血。整个配伍散中寓补，补中兼疏，动静结合，相辅相成。

中医治疗本病的切入点有减少蛋白尿、预防并发症等方面。昆仙胶囊有祛风除湿，抑制异常免疫作用。药理研究表明，本方中淫羊藿、地黄、黄芪具有激素样作用，可调节免疫。而本病大多病程较长，特别是其中临床有高凝、栓塞，病理为局灶节段硬化等表现者，与中医"久病多瘀""水瘀互结"相一致，因此要加用活血祛瘀、疏通肾脉之药。田七、桃仁等活血祛瘀药具有肝素、伟素样作用，可改善患者高凝状态，补充肾小球基底膜（GBM）的负电荷，促进毛细血管膜阴离子重建，减少尿蛋白漏出。故方中诸药合用，辨证精准，药达病所，取得良效。

（邱思婕　李新梅）

医案二　慢性肾小球肾炎

许某，男，71岁，因"反复双下肢水肿5年余，加重1周"于2019年8月23日初诊。患者于5年前出现双下肢凹陷性水肿，外院肾脏穿刺活检术提示肾小球轻微病变。经"环磷酰胺（CTX）"及激素"美卓乐"等治疗后，病情好转。后患者自行停药，双下肢水肿反复。一周前患者自觉咽痛，无明显发热咳嗽，下肢水肿加重，查尿常规示尿蛋白（+++），为求中医治疗遂来诊。现症见患者神倦乏力，咽部隐痛，腰膝酸软，双下肢水肿，纳欠佳，时有腹胀，眠一般，尿中大量泡沫，大便调；舌淡暗，苔黄腻，脉滑。

西医诊断：慢性肾小球肾炎（轻微病变）。中医辨证：水肿，证属脾肾气虚、湿热瘀阻。治以补益脾肾，清热祛湿化瘀。

处方：茯苓皮50g，党参25g，黄芪30g，金樱子25g，山药

15g, 女贞子 15g, 菟丝子 15g, 佩兰 10g, 桃仁 10g, 蒲公英 20g, 青天葵 15g, 连翘 15g, 覆盆子 25g, 砂仁 10g（后下）。日一剂，水煎，分两次服用。雷公藤多苷片，每次 2 片，日 3 次，口服。

二诊：服用 7 剂后，双下肢水肿较前消退，精神好转，纳眠改善，无明显咽痛，无明显腹胀，尿中仍见泡沫，较前减少，大便调；舌淡暗，舌苔转白，脉滑。上方基础上去连翘，避免苦寒伤阳。后患者间断守方内服。2 个月后随访，患者肢肿消退，诸症好转，复查尿常规尿蛋白阴性。

按语：慢性肾小球肾炎是由多种原因、多种病理类型组成的原发于肾小球的一组免疫性疾病。临床特点是起病隐匿，病程冗长，尿常规检查有不同程度的蛋白尿、血尿及管型尿，大多数患者有程度不等的水肿、高血压，后期可见肾功能损害。根据其证候表现，本病多归于中医"水肿""尿浊"等。中医认为，脏腑虚损是慢性肾炎的病理基础，外邪侵袭是其常见诱发因素。外感之邪伤及脏腑，致其功能失调，水液代谢紊乱，大多数患者在病程及治疗中常因外感使疾病反复或加重。

黄教授认为，本病患者年老久病，脾肾不足，正虚邪侵，湿热瘀阻，发为水肿，并见乏力咽痛、腹胀及尿液多泡等症，治以补益脾肾、清热祛湿化瘀之法。予黄芪、山药、党参等健脾益气；金樱子、覆盆子、女贞子、菟丝子等补肾；茯苓皮利水；桃仁化瘀；佩兰化浊；蒲公英、青天葵、连翘清热解毒利咽；甘草调和诸药。并以雷公藤多苷片除湿解毒，抑制免疫。

黄教授通过长期临证实践，提出用中药"补身体、抑制免疫法"治疗慢性肾炎，可减少西药的毒副作用，明显改善预后。本案用黄芪、党参、菟丝子补益脾益，同时其具有类皮质激素样作用，可抑制免疫改善蛋白尿；蒲公英、青天葵、连翘清热解毒利咽，兼有抗感染作用，可消除鼻咽部隐性感染灶。对于经常出现牙龈炎及咽喉炎的患者，除了药物治疗外，黄教授常嘱其用银荷漱口液等清热解毒中药漱口，以清除口腔致病菌，防止感染引起的肾病复发。

（邱思婕）

以直接促进食物消化。以此来促进胃肠道对蛋白质等的吸收。对于肾病综合征合并高脂血症的降脂治疗方中，选用可降脂又可补肾益精的中药，如女贞子、桃仁、黄精，能获得良效。

（邱思婕　钟　言）

医案二　肾病综合征

王某，女，61岁，因"反复下肢水肿2年"于2011年5月3日初诊。2009年5月患者因水肿至某三甲医院住院，完善检查。提示尿蛋白（+++）；24h尿蛋白总量7.266g；TC 12.22mmol/L，TG 4.26mmol/L，HDL 1.94mmol/L，LDL 9.14mmol/L；肾活检病理HBsAg（+），不典型膜性肾病伴局灶性节段性肾小球硬化症（FSGS）（顶端型），乙肝相关肾炎。给予降压、降脂、护肝、利尿等治疗，水肿有改善，但尿蛋白不减。现症见疲乏水肿，腰酸手麻，夜尿5～6次/晚，舌暗苔白，脉关弦尺沉。

西医诊断：肾病综合征，乙肝相关肾炎。中医辨证：水肿，证属脾肾两虚、水瘀互结。治以健脾益肾，利水活血。

处方：昆仙胶囊2粒，日三次。淫羊藿15g，黄芪30g，杜仲25g，菟丝子15g，女贞子15g，枸杞子15g，芡实25g，茯苓皮50g，丹参20g，灵芝15g，石斛15g，藿香15g，甘草5g。

用药10剂后，患者精神体力逐渐康复，腰酸、手麻逐渐减轻，水肿缓慢消退，夜尿明显减少。半年后，尿蛋白定性由（+++）至（++++）逐渐降为阴性，定量从5～7g/24h降为正常；血清白蛋白从20.6g/L逐渐升至35.8g/L。

按语：肾病综合征，是一组由大量蛋白尿、低蛋白血症、水肿伴或不伴高脂血症的一组临床综合征。引起原发肾病综合征的肾小球疾病，几乎都是免疫介导的疾病，而且多为免疫性炎症。肾病综合征的基本表现包括：大量蛋白尿，24h尿蛋白≥3.5g；低蛋白血症，血清白蛋白≤30g/L；水肿；或高脂血症。大量蛋白尿，引起肾病综合征低蛋白血症，而低蛋白血症是肾病综合征水肿的重要成因，脂蛋白随尿排出，经过反馈引起脂蛋白合成增多，产生高脂血症，蛋白尿使免疫球蛋白、抗凝物质、内分泌激素丢失，引起感染、高凝、血栓形成、内分泌紊乱等问题。蛋白尿，中医称"尿浊多泡"，究其原因主要在于"肾虚不固，精微下泄"，其治疗对策主要为"固肾摄精"，具体可应用激素样作用中药、免疫抑制中药、ACEI/ARB 样中药、肝素样中药达到治疗效果。

本案使用免疫抑制中药昆仙胶囊，主要成分为雷公藤属昆明山海棠，可从诱导凋亡、抑制核因子 κB（NF-κB）、抑制白细胞介素 -2（IL-2）、影响细胞周期等四个环节调节免疫，对比西药免疫抑制剂作用于单一环节有一定优势，因而在西药收效甚微时，中药还可能有效。方用淫羊藿、黄芪健脾、益肾，促进蛋白的吸收；杜仲、菟丝子、女贞子、枸杞子养肝益肾，因提升肝脏功能，也可促进蛋白的合成，改善低蛋白血症；芡实收敛固肾摄精，可减少蛋白的丢失；茯苓皮利水消肿；丹参活血祛瘀，改善肾病综合征的高凝、血栓状态；藿香理胃肠气机；石斛养阴，避免利水伤阴；灵芝有干扰素样作用，可抗乙肝病毒，保肝护肝。方中黄芪、淫羊藿、菟丝子具有激素样作用，可加强消除尿蛋白作用，因而对于激素依赖型肾病综合征患者，黄老常在辨证基础上辨病选用激素样中药，副作用少，临床疗效好。

（叶远松　钟　言）

第十四节　痛　风　医　案

杨某，女，65 岁，因"右足第一跖趾关节红肿热痛 1 年余，加重半月"于 2019 年 12 月 28 日初诊。患者 1 年前起病，进食海鲜后出现右足第一跖趾关节红肿热痛，至医院查尿酸 509μmol/L，诊断为"痛风性关节炎"。之后病情反复发作，使用"扶他林、塞来昔布、别嘌醇"等药后病情缓解。半月前患者又出现上症加重，查血尿酸示 618μmol/L，自服"塞来昔布、非布司他"等效果欠佳，遂来诊。患者精神疲倦，右足第一跖趾关节红肿热痛，行走受限，口干口苦，纳呆便溏，小便黄；舌暗红，苔黄厚腻，脉弦滑。

西医诊断：痛风性关节炎，高尿酸血症。中医辨证：痹证，证属湿热痹阻。治以清热祛湿，活血止痛。

处方：薏苡仁 30g，黄柏 15g，苍术 10g，牛膝 15g，三七片 10g，独活 25g，延胡索 20g，秦皮 20g，百合 25g，山慈菇（小毒）15g，香附 15g，葛根 30g，佩兰 15g，海螵蛸 15g，炙甘草 10g。日一剂，水煎，分两次服用。并配合痛风外洗方（制川乌 30g、两面针 30g、薄荷 30g、大黄 30g、芒硝 30g、细辛 30g）煮水外洗，日一次。

二诊：用药 5 剂后，患者右足趾关节红肿热减轻，可行走。仍觉倦怠口干，无口苦，睡眠欠佳，纳可，大便偏烂，小便可；舌暗红，苔腻微黄，脉弦滑。加用茯神 30g 以安神助眠，党参 20g 以健脾渗湿。效不更方，患者间断守方取药，半年后随访，患者复查尿酸 339μmol/L。未再发作痛风。

按语：高尿酸血症是嘌呤核苷酸代谢异常导致尿酸生成过多和（或）尿酸排出过少，致使血尿酸浓度增高的现象。即血尿酸浓度男性 >420μmol/L（7mg/dl），女性 >357μmol/L（6mg/dl）。血尿酸超过其在血液或组织液中的饱和度时，可在关节局部形成尿酸钠晶体并沉积，诱发局部炎症反应和组织破坏而发生痛风。许多证据表明，高尿酸血症和痛风是慢性肾病、高血压、心脑血管疾病及糖尿病等疾病的独立危险因素，是过早死亡的独立预测因子。痛风急性发作期，根据其证候特点，归于中医"痹证""历节""骨痹"等病证。

本患者饮食不节，嗜食肥甘厚腻之品，酿湿生浊，流注关节经络，湿热瘀结，经气不利，发为本病。黄教授治以清热祛湿、宣痹止痛之法，方拟四妙散加减。四妙散见于清代医家张秉承所著的《成方便读》一书，由苍术、黄柏、牛膝、薏苡仁组成，擅清湿热；三七、独活、延胡索、香附活血止痛；秦皮、百合、佩兰祛湿通络；葛根清热生津；海螵蛸收涩止痛。并配合外洗方，加强祛湿止痛之功。

黄教授指出，方中独活、香附等具有类非甾体类消炎药作用；秦皮等具有类激素样消炎作用；百合、山慈菇（小毒）等有类秋水仙碱的作用；苍术、秦皮、薏苡仁等有促尿酸排泄作用。海螵蛸的主要成分为碳酸钙，具有中和胃酸、改变胃内容物 pH 值、降低胃蛋白酶活性、促进溃疡面愈合等作用，因而可以预防解热镇痛药导致的胃肠不适，发挥护胃作用，还可以碱化尿液，促进尿酸排泄。此患者，经内服外洗，疗效显著。

（刘军城　徐彬智　钟　言）

第十五节　慢性胃炎及胃反流疾病医案

医案一　慢性萎缩性胃炎

吴某，女，85 岁，因"上腹痛半年余"于 2020 年 3 月 18 日初诊。患者半年前开始出现反复上腹痛，伴便秘，2019 年 11 月 7 日胃镜示慢性萎缩性胃炎伴糜烂（病理：胃体中度慢性胃炎，活动性，黏膜内局灶钙盐沉积，中度肠上皮化生）。近半年反复上腹痛，隐痛钝痛感，时有腹部胀满感，喜温喜按，眩晕时作，浑身乏力，大便秘结，2～3 日一行，质干燥，口干苦，纳一般，善太息，眠差；舌质暗红，苔少，脉沉细涩。

西医诊断：慢性萎缩性胃炎伴糜烂。中医辨证：胃脘痛、便秘，证属气阴亏虚、瘀血阻络。治以益气养阴，活血通络。

处方：党参 25g，茯苓 20g，白术 12g，甘草 10g，丹参 15g，三七 10g，延胡索 15g，山楂 15g，佛手 12g，木香 15g，砂仁 10g（后下），炒黄连 5g，黄芩 10g，白芍 15g，知母 15g，石斛 15g，枸杞子 15g，麦冬 15g。日一剂，水煎，分两次服用。

二诊：服药 10 剂后，上证减轻，纳可，大便通畅，原方续服。

续服 10 剂后，腹痛、腹胀、便秘等皆改善，舌质红舌，苔薄白，脉沉。后再服药 4 个月后，复查电子胃镜示慢性浅表性胃炎。组织病理检查示：轻度肠上皮化生。胃脘不适、便秘的情况缓解，胃脘隐痛频次减少，大便通畅，每 1～2 天一次，纳眠可。

按语：慢性萎缩性胃炎是指各种原因所致的胃黏膜上皮遭到反复损害，导致胃黏膜固有腺体的萎缩，甚至消失为主的一

第十六节 肠功能紊乱医案

医案一 便秘

郑某,男,82岁,因"反复便秘22年,纳差10天"于2017年10月9日就诊。患者于1995年起排便困难,之后转为靠药物辅助排便,3~4天一次,既往多次行胃肠镜检查未见异常。近10天出现纳差,便秘加重,大便干结难解,伴腹胀不适,服用通便药物后大便仍5天未解,遂来院求诊。来诊时精神疲倦,乏力,头胀头晕,排便困难,大便干结,5天未解,腹胀纳少,腹胀肢冷,腰膝酸软,眠一般,夜尿频;舌暗淡,苔薄白,脉沉滑。

西医诊断:便秘。中医辨证:便秘,证属脾肾不足。治以健脾益肾,行气通便。

处方:白术30g,枳实20g,肉苁蓉30g,黄芪30g,当归15g,升麻5g,鸡内金15g,陈皮10g,火麻仁30g,山楂10g,炙甘草10g,牛膝15g。日一剂,水煎,分两次服用。

二诊:诉服用上方1剂,患者大便已解,续服3剂后肢冷、腹胀稍改善,纳一般,眠欠佳,夜尿频,舌暗淡,苔薄白,脉沉滑。上方基础上,加生姜10g温中健脾,促进胃肠动力。上方服药14剂后,患者可保持大便1~2日一行,诸症缓解。

按语:便秘是指每周排便次数少于3次,或伴有排便费力、疼痛等排便功能障碍。中医归结其病位在大肠,基本病机是邪滞大肠,腑气闭塞不通,或肠失温润,推动无力,致大肠传导功能失常。老年人便秘,或真阳亏损,温煦无权,或阴亏血燥,大肠液枯,无力行舟,多属虚证,亦有虚实互见;治疗当以扶正为先,按阴阳气血亏虚的不同,主用滋阴、养血、益气、温阳之法,并酌用润肠通便之药。

该案患者年老久病,脾肾亏虚,脾虚则大肠传导无力,肾虚则肠道失于温煦,阴寒内结,便下无力,形成便秘。黄老治以枳术汤合补中益气汤加减。方中枳术汤运脾通便；黄芪大补脾气；陈皮、升麻理气行气，调气机升降；牛膝、当归、肉苁蓉补肾养血，兼润肠通便；火麻仁润肠通便；鸡内金、山楂健脾消食导滞。诸药合用，共奏健脾益肾、行气润肠通便之功。

黄春林教授临床上喜用枳术汤通便。"枳术汤"为医圣张仲景的经方，通便疗效确切，没有一般通便药物的副作用，且有健脾补益作用，尤其适宜年老体衰者。黄老曾以50例患者为例，服药前，所有患者均2天以上（平均4天）未排便；服用加味枳术汤（白术、枳实、肉苁蓉）后，98%患者服药后通便有效，其中服药1次获效者46例，服药2次获效者3例。统计开始服药至第1次排便时间，最短0.5小时，最长24小时，平均11.3小时。白术健脾用量重，枳实消滞用量轻，用意在以补为主，寓消于补之中，使脾健积消。同时黄教授根据现代药理研究，加用一些具有促进消化及胃肠蠕动的中药，比如生姜、鸡内金等能促进胃酸的分泌；鸡内金、山楂同时可促进胃肠蠕动。黄老用药如用兵，病证明辨，选药精准，故效果颇佳。

（吴　瑜　梁蕴瑜）

医案二　慢性腹泻

李某，女，63岁，因"反复腹泻半年余"于2020年6月20日初诊。患者半年前出现腹泻、腹胀，至外院行肠镜检查发现一粒肠小息肉并钳除，余未见明显异常。患者反复出现腹泻、腹胀，大便次数增多，质烂，间断服药后无明显好转，遂来诊。患者精神倦怠，腹胀腹泻，大便溏烂，日3～5次，时口干口苦，胃纳一般，眠欠佳，小便尚可；舌暗红边有齿印，苔黄厚腻，脉弦滑。

西医诊断：慢性腹泻。中医辨证：泄泻，证属寒热错杂、脾胃失调。治以辛开苦降，健脾和胃。

处方：法半夏10g，黄连10g，黄芩15g，炙甘草10g，太子参20g，大枣15g，干姜10g，合欢花20g，茯神30g，藿香15g，石榴皮25g，佩兰15g。日一剂，水煎，分两次服用。

二诊：上方服药 14 剂，腹泻次数减少至 1～3 次，仍偏烂，胃纳可，脘腹胀闷不舒好转，但稍有饮食不慎，则大便次数增加，舌红苔白，脉沉细。在原方的基础上，加山药 15g，陈皮 10g，以健脾和胃。2 个月后随访患者症状好转，无腹胀痛，纳眠可，大便成型，每日约 1～2 次。

按语：腹泻指排便次数明显超过平时习惯（>3 次/d），粪质稀薄，含水量增加（>85%），大便可伴有黏液、脓血或未消化的食物。一般来说，急性腹泻病程在 2～3 周内，而慢性腹泻指病程>4 周，或间歇期在 2～4 周内复发者。本病根据其表现，可归于中医泄泻范畴。泄泻的病因有感受外邪、饮食所伤、情志失调、久病亏虚等；主要病机是脾胃运化失调，肠道分清泌浊、传导功能失司引起。

黄教授认为，本案患者腹泻日久，寒热夹杂，虚实互见。脾胃虚弱，升降失调，清浊不分，故神疲腹胀，腹泻便溏；湿热内蕴，故眠差口苦，苔黄厚腻，脉弦滑。治以半夏泻心汤加减。方中法半夏和胃消痞；黄芩、黄连泻热燥湿；干姜温中暖脾化饮；太子参、大枣、炙甘草补益脾胃；增加茯神、合欢花宁心安神；藿香、佩兰芳香化湿；石榴皮涩肠止泻。诸药配合，寒温并用，辛开苦降，调中和胃，涩肠止泻。

黄教授指出，经方半夏泻心汤治疗消化系统疾病常获良效。药理研究结果表明，半夏泻心汤具有保护消化道黏膜、抗炎杀菌、抗氧化应激、双向调节胃肠功能、调节肠道菌群等作用。现代药理提示，黄连的主要成分小檗碱（又称黄连素）具有抑菌、抗菌作用，可止泻；石榴皮亦有抑菌止泻作用；藿香、陈皮对胃肠道有抑制作用。诸药配合，既能调中和胃，涩肠止泻，又能调节肠道菌群，改善肠道功能。故经上方治疗，患者病情好转。

（杨妙琳 李新梅）

第十七节　心身疾病医案

医案一　焦虑状态

钟某，女，60岁，因"反复心悸乏力1个月余"于2016年6月21日初诊。患者1个月前因家人突发急病住院受到惊吓，并常担心自己生病，出现心悸汗出、倦怠乏力、坐卧不安，至医院做心电图等相关检查未见明显异常。外院考虑为焦虑状态并给予阿普唑仑等药物治疗。患者担心药物副作用遂来寻诊。症见精神疲倦，时心悸汗出，多虑忧思，时心烦易怒，坐卧不安，伴口干口苦，纳欠佳，眠差，二便一般；舌淡暗，苔黄腻，脉弦细。

西医诊断：焦虑。中医辨证：心悸，证属肝郁脾虚、痰瘀互结。治以疏肝健脾，化痰活血。

处方：浮小麦50g，炙甘草15g，枣仁30g，牡丹皮15g，柴胡15g，白芍15g，茯神50g，当归15g，合欢花25g，海螵蛸15g，山栀子10g。日一剂，水煎，分两次服用。

二诊：2周后复诊，患者心悸、汗出及睡眠较前好转，无明显口干心烦，纳一般，二便尚可。舌淡暗，苔白，脉弦细。效不更方，后继续服药，病情稳定好转。

按语：焦虑是指对未来或可能存在的风险过分担心和害怕的情绪状态，感觉紧张、焦虑，可伴见胸闷、心悸、手抖、失眠等躯体症状。焦虑与脑的神经递质5-羟色胺（5-HT）、去甲肾上腺素（NE）、多巴胺（DA）、γ-氨基丁酸（GABA）等有关。根据其证候表现，归于中医"心悸""郁病""不寐"等范畴。

黄教授指出，本案患者思虑劳倦，脾虚肝郁，肝火灼阴，痰瘀互结，心脉受扰，故发为本病。治宜疏肝健脾，化痰活血，安神宁心。《金匮要略》云："妇人脏躁，喜悲伤欲哭，象如神灵所作，数欠伸，甘麦大枣汤主之。"故可选丹栀逍遥散合甘麦大枣汤加减，重用茯神、酸枣仁等安神健脾之品；酸枣仁味偏酸，予海螵蛸中和胃酸。

现代药理研究表明，丹栀逍遥散具有抗焦虑作用，可增加神经系统中 GABA 的含量，其机制可能与修复中枢神经系统受损神经元及调节下丘脑 - 垂体 - 肾上腺轴（HPA）、GABA 受体的功能有关。甘麦大枣汤对焦虑型鼠有治疗效果，其作用机制可能与调节 5-HT 表达有关。合欢花成分中提取的黄酮类化合物具有明显抗焦虑作用，其作用机制可能与拮抗海马 CA3 区神经元凋亡和保护海马神经元等有关。除此之外，酸枣仁、茯神等中药均具有不同程度的抗焦虑、抑郁药理作用。故诸药合用，精准施治，药达病所，取得良效。

（吴　瑜　钟　言）

医案二　睡眠障碍

郭某，男，65 岁，因"反复失眠 10 年"于 2019 年 9 月 3 日初诊。患者 10 年前出现失眠，伴头晕不适，测血压偏高。后长期服"安博维"等降压药治疗，血压控制可，但时眠差，间断服助眠药，后病情反复，为求中医诊治来诊。患者眠差，甚则彻夜不眠，口干心烦，易惊多梦，头晕乏力，耳鸣，夜尿频，3～5 次，纳一般，大便调；舌暗淡，苔白腻，脉沉细。

西医诊断：睡眠障碍。中医辨证：不寐，证属肝肾不足、心神失养。治以养心除烦，疏肝固肾。

处方：酸枣仁 30g，茯神 25g，川芎 15g，炙甘草 10g，知母 20g，党参 25g，麦冬 15g，五味子 10g，海螵蛸 15g，益智仁 15g，合欢花 25g，天麻 15g，桑螵蛸 20g，台乌 10g，金樱子 30g。日一剂，水煎，中午及晚上睡觉前 2 小时服。

二诊：服上方 10 剂后，头晕、头胀缓解，耳鸣好转，口干、心烦减轻，入睡较前改善，仍易醒，夜尿 2～3 次，大便偏硬；舌暗淡，苔白腻，脉沉细。上方加肉苁蓉 30g。服药后诸症改善，后患者间断门诊取药，病情稳定。

按语：睡眠障碍是指入睡困难、睡眠维持困难、过度睡眠、睡眠觉醒周期或者睡眠中出现异常行为等为表现的一类睡眠相关的临床综合征。环境因素、精神因素、生活行为以及躯体因素是导致睡眠障碍发生的主要原因，与多种神经递质有关。根据其病证表现，可归于中医"不寐"范畴。在《黄帝内经》中称为"目不瞑""不得眠""不得卧"。

黄教授指出，导致失眠原因常有两种，一是受其他病证影响，如咳嗽、夜尿等，使人不得安卧；二是气血阴阳失和，使人不能入寐。本患者两个因素共存，既存在心肝不足，虚烦扰心的情况，又存在肾虚尿频，影响睡眠。故治疗上应全面考虑。方中用酸枣仁汤之酸枣仁、知母加合欢花，养血去烦、安神助眠；用缩泉丸之益智仁、台乌、桑螵蛸、金樱子固肾缩泉；并用生脉散之党参、麦冬、五味子健脾益气养心。

药理实验研究表明，酸枣仁汤有镇静、催眠及抗惊厥、抗焦虑效应，可能与 β- 内啡肽及强啡肽 A1-13 等有关；五味子对中枢神经系统具有明显的镇静作用，五味子提取物和五味子醇甲能减少小鼠自主活动，尚有镇痛、肌肉松弛作用。黄教授指出，方中五味子、酸枣仁、金樱子等药味较酸，故可联合海螵蛸等碱性药物协同使用，保护胃黏膜，以免"胃不和则卧不安"。黄教授亦强调服药方法，认为服药时间能大大提高安眠药物的疗效，提出安神汤药应在睡前 2 小时服药，待药效发挥时正好达到睡眠时间。本例患者经以上措施，效如桴鼓，收效甚捷。

（卓剑丰）

医案三　焦虑抑郁状态

王某，男，63 岁，因"反复头晕头胀 10 余年，加重半月"于 2017 年 8 月 2 日就诊。患者于 10 余年前开始出现反复头晕、头胀，多年来完善检查排除了器质性疾病，当地医院经诊为焦虑抑郁状态，间断服药治疗，症状时有反复。半月前患者自觉头晕头胀加重，伴倦怠乏力，情绪低落，时咽中异物感，胃胀不适，夜眠欠安，小便调，大便烂；舌暗淡，苔白腻，脉沉。

西医诊断：焦虑抑郁状态。中医辨证：郁症，证属气郁痰阻。治以行气散结，降逆化痰，兼安神。拟半夏厚朴汤加减。

处方：法半夏 15g，厚朴花 15g，紫苏梗 15g，茯神 50g，生姜 10g，柴胡 10g，海螵蛸 15g，莲子 15g，天麻 15g，酸枣仁 50g，延胡索 15g，合欢花 25g，浮小麦 50g。日一剂，水煎，分两次服用。

二诊：服上方 15 剂，头晕、头胀好转，咽部不适减轻。但仍眠欠佳，心神不宁，时烦躁不安，并觉肢体拘急，有紧绷感，偶双下肢抽筋，时腹胀，大便烂；舌暗淡，苔黄腻，脉沉弦。证属肝郁脾虚，湿热内阻。治以疏肝理脾，清热解郁，予丹栀逍遥散合芍药甘草汤加减。处方：山栀子 15g，牡丹皮 15g，柴胡 25g，当归 10g，白术 15g，茯神 50g，白芍 30g，甘草 10g，浮小麦 50g，延胡索 15g，郁金 15g，合欢花 25g，黄芩 10g，炒黄连 5g。续服上方 10 剂，腹胀、肢体不适感减轻，睡眠改善，后门诊调理，随访病情稳定。

按语：焦虑抑郁一种持续担忧、焦虑和压抑、少愉快感的状态，患者的焦虑和抑郁情绪往往是过度和不恰当的，但不能控制，对社会生活和（或）身体健康造成一定影响。目前认为本病与遗传、神经递质、神经内分泌等有关。本病多属中医郁证、不寐等范畴，多属本虚标实证。

患者咽中异物，如有梅核，咯不出，咽不下，此七气所为也；伴中脘痞满、便溏，考虑为气郁痰阻，以经典名方半夏厚朴汤加减，行气开郁，降逆化痰。并加天麻、柴胡、延胡索以增上效；以枣仁、合欢花、浮小麦安神；莲子、海螵蛸健脾制酸护胃，以防"胃不和则卧不安"。二诊时针对其表现而调整思路，辨证施治。根据肝郁有热情况，给予加味逍遥散以疏肝清热、解郁和营；考虑有肢体拘急、紧绷感、抽筋等情况，给以芍药甘草汤缓急解痉。

黄教授指出，临证中应精准辨证，可配合使用抗焦虑、抑郁中药。如莲子、百合等有抗抑郁作用；柴胡、合欢花、逍遥散、半夏厚朴汤等有疏肝解郁作用，亦可抗焦虑。芍药甘草汤酸甘化阴，调和肝脾，有柔筋止痛之效，现代研究证实其在调整阴阳、行气开郁方面能取得一定疗效。另外治疗上应注重着眼整体，通过改善胃部不适、头晕、肌肉痉挛等症状来改善焦虑抑郁、失眠的情况，也是多管齐下、综合治理的一种思路。

（钟　言）

第十八节　痴呆医案

医案一　阿尔茨海默病

张某，男，82岁，因"记忆减退、不识家人3年"于2020年6月23日就诊。患者于3年前开始出现记忆减退，不认家人。经外院神经科诊断为"老年性痴呆"。服"多奈哌齐、奥拉西坦"等药物治疗，效果欠佳，遂求诊。症见：表情呆滞，记忆减退，失认失算，气短懒言，时不辨亲疏，食少纳呆，腹胀嗳气，眠欠佳，夜尿频，大便秘结；舌淡暗，苔白，脉沉缓。

西医诊断：阿尔茨海默病。中医辨证：痴呆，证属脾肾两虚、痰瘀互结。治以益肾健脾、活血化痰。

处方：熟地黄15g，山药15g，山茱萸15g，黄芪20g，党参20g，茯神30g，白术30g，石菖蒲15g，当归10g，枳实20g，远志10g，木香10g，砂仁5g（后下），郁金10g，甘草5g。日一剂，水煎，分两次服用。

二诊：服用上方20剂，家属诉胃纳、嗳气好转，大便1～2日一行。仍记忆下降，不识家人，夜尿3～4次，眠欠佳。舌淡苔白腻，脉沉缓。于上方加益智仁15g、淫羊藿15g，以增温补脾肾之效。一个月后随访，患者胃纳、二便好转，睡眠较前有所改善，对答略有改善。嘱家人加强陪伴，间断门诊取药。

按语：阿尔茨海默病（AD），又称老年性痴呆，是一种起病隐匿的进行性发展的神经系统退行性疾病。临床上以记忆障碍、失语、失用、失认、视觉空间技能损害、执行功能障碍以及人格和行为改变等全面性痴呆表现为特征。历代医家对"痴呆"的描述散见于"健忘""文痴""癫症"等疾病中，其病理多为本虚标实。

《三因极一病证方论》云："意者记所往事，思则兼心之所为也。……今脾受病，则意舍不清，心神不宁，使人健忘。"黄教授认为本例患者年老体虚，肾虚髓海失养，脾虚痰瘀互结，清窍受扰失养而发病。治疗重在调补脾肾，化痰通络。故选六味地黄丸合香砂六君子汤加减以达上效，方中含枳术汤之义也能加强健通便之功。二诊时加淫羊藿、益智仁，以增补肾健脾之力。

黄教授指出针对痴呆的治疗，我们可在辨证基础上选用中药来改善脑代谢、维持脑功能从而改善症状。结合现代药理学研究，六味地黄丸具有抗衰老、抗氧化作用，有助于改善认知、改善脑功能；石菖蒲、人参等可通过多环节改善记忆过程；益智仁温补脾肾，具有提高免疫力及改善认知作用；远志等中药具有镇静安眠的作用，对阿尔茨海默病伴有焦虑、失眠者可结合辨证选用。本患者治宜调补脾肾，补肾益精，滋养髓海，健脾益气，使中焦气机得畅，痰浊中阻得化，利于改善诸症。

（邓标惠　钟　言）

医案二　血管性痴呆

王某，男，72岁，因"记忆力减退、言语混乱1年"于2018年1月18日就诊。患者2年前出现头晕及左侧肢体乏力，外院诊断为脑梗死，经过治疗，头晕、肢体乏力情况好转，可行走，生活可自理。近1年出现记忆力显著减退，伴言语混乱、颠倒，计算力下降，口角流涎，表情呆板。行CT检查示脑萎缩、灶性梗塞，诊为"血管性痴呆"，服"美金刚"等药无明显改善，为求中西医诊治来诊。症见面色晦暗无华，表情呆板，言语混乱，四肢乏力，肌肤甲错，食少纳呆，形寒畏差，小便失禁，大便秘结；舌淡暗瘀斑，苔白，脉沉弱无力。

西医诊断：血管性痴呆。中医辨证：痴呆，证属脾肾不足、瘀阻脑络。治以健脾补肾，活血通络。

处方：党参15g，黄芪20g，茯神20g，熟地黄15g，巴戟天20g，肉苁蓉15g，鹿角胶10g（烊），枸杞子10g，桃仁15g，红花

10g，赤芍 15g、川芎 10g，石菖蒲 10g，益智仁 10g，甘草 5g。日一剂，水煎，分两次服用。

二诊：服药 1 个月后患者面色好转，胃纳转佳，大便通畅。余症基本同前。继续服用上方 3 个月，患者乏力好转，纳及二便改善。言语较前好转，时对答切题。后间断门诊服药治疗，病情相对稳定。

按语：血管性痴呆是指由于脑血管障碍引起的以痴呆为主要表现的疾病，多见于老年患者。各种原因造成的患者脑部的大血管、小血管闭塞或低灌注所致损害，是血管性痴呆的主要病理学基础。

黄教授认为，此病因患者年老久病，脾肾不足，痰瘀阻滞脑络，滋养清窍无能而发病。本病虚实夹杂，本虚以脾肾不足为主，标实则以痰瘀阻滞脑络为主。治疗上标本兼治。方中党参、黄芪、茯神健脾益气；鹿角胶、熟地、枸杞子、巴戟天、肉苁蓉等补肾益精生髓；石菖蒲化痰醒脑；益智仁温脾益肾；桃仁、红花、赤芍、川芎等活血通络。诸药合用，以达温脾补肾、化痰活血、开窍醒脑之功。

针对此类患者，在辨证治疗选方用药的同时，可结合现代药理的研究成果进行精准用药。研究表明，黄芪、益智仁等补益药物有抗氧化、清除氧自由基、减少神经元的凋亡作用；桃仁、红花等活血化瘀药有扩张脑血管，改善脑部循环，促进脑细胞功能的恢复作用；石菖蒲、益智仁具有改善认知及记忆的作用。诸药合用，标本兼治，有助于改善患者记忆功能和思维能力，延缓大脑衰退过程。

（傅俊铭　钟　言）

第十九节　老年衰弱医案

邓某，男，78 岁，因"乏力、头晕、气短 10 年，加重半年"于 2018 年 8 月 26 日就诊。患者 10 年前因"直肠癌"行手术治疗，术后出现头晕，时感乏力、气短，在当地医院间断服用中药，症

因病机探讨很多，较为一致的认识是由心病日久、阳气虚衰、运血无力，或气滞血瘀、心脉不畅、血瘀不行所致，是本虚标实之证。

黄春林教授在几十年的临床实践中诊治了大量的心衰患者，积累了丰富的临床经验。黄春林教授认为，心衰病机主要心气虚衰，日久殃及肺、脾、肾诸脏而致水、湿、痰瘀滋生互结而成，属本虚标实之证。病位主要在心，与肺、脾、肾密切相关，常因复感外邪、劳倦太过、情志刺激、妊娠分娩，或饮食不节等诱发加重。心衰的证型多种多样，根据心衰患者的临床表现，证型多为以下两种。①心脾两虚，痰瘀壅肺证：气短心悸，少气懒言，咳嗽咯痰，腹胀纳呆，大便稀溏，或尿少浮肿，舌质淡红，舌苔薄白，脉虚数或促涩。临床以左心衰患者为多见。②心肾阳虚，水瘀互结证：心悸气喘，畏寒肢冷，面色苍白，尿少浮肿，腰膝酸软，舌淡苔薄白，脉沉弱，或结代，或促涩。临床以右心衰及全心衰患者为多见。

二、治疗用药

黄教授根据不同证型，自拟生脉苓桂救心汤及生脉真武救心汤治疗心力衰竭，取得较好效果。辨证用药情况如下。

1. 心脾两虚，痰瘀壅肺证　治以生脉苓桂救心汤加减：党参 20g，麦冬 15g，五味子 5g，茯苓皮 30g，肉桂 1.5g（焗），白术 15g，丹参 20g，葶苈子 15g，大枣 10g，黄芪 30g，炙甘草 10g。

2. 心肾阳虚，水瘀互结证　治以生脉真武救心汤加减：党参 20g，麦冬 15g，五味子 5g，茯苓皮 30g，白术 15g，熟附子 10g（先煎），白芍 15g，生姜 10g，丹参 20g，炙甘草 10g。

黄老认为，慢性心衰病程较长，迁延不愈常阳损及阴、阴损及阳，而致阴阳两虚，若仅用参、附，则阳无阴则无以生，因此在补益阳气的同时，亦不能忽视养阴，加用石斛或天花粉，可以制约温阳药过于温燥伤阴；心衰常因血脉瘀阻而致脾胃虚弱或健运失常，且补气重剂易壅滞碍脾，故常配以运脾理气之品，如广木香、藿香、麦芽等。

三、病案举例

张某，男，70岁。因"突发胸痛1天"于2009年3月1日至我院就诊。经中西医诊断为"真心痛""急性前壁心梗"，于当天急行冠脉介入治疗，于前降支置入支架1枚。2009年3月10日出院。后因"乏力气促15天"于3月15日至黄教授处首诊。当时患者神疲乏力，动则气促，少气懒言，咳嗽，痰白稀，纳差，大便稀溏，尚可平卧，舌淡红，苔白腻，脉虚数。查体：BP 110/70mmHg，心率100次/min，律齐，心音低钝，双下肺可闻及少许细湿啰音，双下肢无明显水肿。患者3月9日出院前复查心电图示急性前壁心梗；心脏彩超示左室前壁心肌变薄，运动减弱，左心室射血分数（LVEF）42%。黄教授诊断为"心衰"，辨证为"心脾两虚，痰瘀壅肺"证；西医诊断为"冠心病、急性前壁心梗（PCI术后），心功能3级"。西药继续给以地高辛、阿司匹林、"波立维、欣康、雅施达"等；中药给以健脾养心、活血化痰之品，给以生脉苓桂救心汤，加藿香15g、木香10g（后下），以增健脾行气化湿之功。3月22日复诊，精神、胃纳转佳，室内缓行无明显气促，纳、眠改善，咳痰减少，大便日1～2次，舌淡暗，苔薄白，脉细。查体：BP 100/65mmHg，心率80次/min，双肺湿啰音消失。黄教授改白术为炒白术以加强健脾止泻之功；较之前咳痰及啰音减少，痰湿有所改善，改茯苓皮为茯苓以加强健脾之效，前方基础上加藿香15g治疗。后患者定期随诊，守方加减服用，病情稳定。现患者每日早晨步行约1小时，且经常游泳。2010年2月复查心脏彩超示左室前壁运动稍低平，EF 65%。

（李新梅　任　毅）

第二节 黄春林教授运用健脾五法 治疗失眠经验介绍

随着现代生活的节奏越来越快，生活压力越来越大，失眠成为影响现代人日常工作的通病之一。患者常常借助安眠药来促使睡眠，但这些药物通常会使人产生依赖，长时间服用亦有可能产生耐药性和不良反应。

黄春林教授是广州中医药大学博士研究生导师，广东省名中医，第二、第三、第四批全国老中医药专家学术经验继承工作指导老师。黄教授精研医理，学验俱丰，在长期的临床医疗实践中对失眠的治疗进行深入的研究，善于中西融会贯通，提出调理脾胃的方法——健脾五法治疗失眠，取得良好的疗效。兹将其经验介绍如下。

一、病因病机

失眠属中医学"不寐""目不瞑""不得眠"范畴。《灵枢·大惑论》较为详细地论述了"目不瞑"的病机，认为"卫气不得入于阴，常留于阳，留于阳则阳气满，阳气满则阳跷盛，不得入于阴则阴气虚，故目不瞑矣"。说明失眠乃人体"阴阳不交而神不安其室"的病理变化。历代医家对失眠之病机多有阐述，或有从心神之说，或有从阴阳之说，或有从营卫之说，或有从肝肾论治者，不一而足。

黄教授在多年的临证观察中发现，脾胃功能失调导致失眠非常多见，认为失眠最主要的病因病机为"胃不和则卧不安。"《素问·六节藏象论》云："五味入口，藏于肠胃，味有所藏，以养五气，气和而生，津液相成，神乃自生。"故黄教授认为，神虽主于心、藏于心，而生于胃。胃主受纳腐熟水谷，行其下降之令；脾主消化吸收，输布精微，行其升清之职，脏腑相合，升降相因，气血得以化生，精神得以安顺。脾胃同居中焦，又为升降之枢纽，为心肾相交、水火交济必经之所，有斡旋上下的作用；若心肾之气不得中焦相助，使水火既济的功能受阻，升降失序，阳不入于阴，是以失眠而不寐。并据此认为，失眠的治疗重点为调理脾胃，使用健脾五法以达到"胃和卧安"。

二、健脾五法

（一）补气健脾法

脾气主升，以升为健，而脾胃虚证，以脾气虚多见。脾气不足，生化乏源，气血两虚，心神失养。《诸病源候论·大病后不得眠候》认为，"大病之后，脏腑尚虚，荣卫未和，故生于冷热。阴气虚，卫气独行于阳，不入于阴，故不得眠。"《类证治裁·不寐》曰："由惊恐伤神，心虚不安；由思虑伤脾，脾血亏损，经年不寐。"临床症见入睡困难，多梦易醒，心悸健忘，头晕目眩，体倦乏力，面色少华，舌淡、苔薄，脉细弱。治宜健脾补气、养血安神，气血生则心神得养，夜寐则安。黄教授多用归脾汤合酸枣仁汤化裁，常用药物有人参、党参、黄芪等。

（二）补胃健脾法

亦称鼓胃健脾法，脾与胃相表里，脾气主升，胃气主降，胃之受纳腐熟赖脾之运化升清。《脾胃论》云："元气之充足，皆由脾胃之气无所伤，而后能滋养元气。若胃气之本弱，饮食自倍，则脾胃之气既伤，而元气亦不能充，而诸病之所由生也。"岭南常年潮湿，外湿影响脾胃运化水湿之功，日久可导致脾气升清、胃气降浊功能受损，聚湿生痰，痰湿壅遏，心神不宁。临床症见寐而不实，伴头昏沉重，胸闷痰多，嗳气纳呆，腹胀便溏，舌苔白腻，脉濡滑。治以补胃健脾化湿，宁心安神。黄教授常用参苓白术散或六君子汤加减，常用药物有茯苓、白术、扁豆、薏苡仁、芡实等。

（三）理气健脾法

胃气以和降为顺，若胃气通降功能受阻则病。现代人生活压力亦随之增大，久之情郁于中不得疏泄，导致肝胆失条达之性，疏泄不利，肝郁日久乘克脾胃，胃气逆为忤，神不安则不寐。临床症见少寐多梦，或辗转反侧难以入睡，不思饮食，胃脘胀满作痛，嗳气吞酸，呃逆呕吐。治以理气健脾，常用理气之品以助胃气通畅，使之和降，达到健脾目的。黄教授常用方为逍遥散加减，常用药物有木香、砂仁、乌药、藿香、枳实、厚朴、柴胡等。

（四）清热/温寒健脾法

脾胃居人体中焦，是水谷运化的中枢，寒热太过均可导致脾胃升降失调，气结痰生，从热化或寒凝，故治疗"热者寒之，寒者热之"，使之重新回到平衡状态。脾胃热证可见少寐多梦，噩梦纷纭，口干口苦，大便秘结或稀烂，舌红、苔黄腻，脉濡数。治以清热健脾，多用半夏泻心汤加减，常用药物有黄芩、黄连、蒲公英等。而脾胃虚寒证可见不寐多梦，睡而易醒，脘腹痛而喜温恶寒，口淡不渴，流清涎，四肢不温，大便稀溏。治以理中汤加减温里散寒，使中焦得温，而浊阴得降，心神不为浊阴所扰则夜寐可安，常用药物为高良姜、干姜、肉桂、桂枝等。

（五）开胃健脾法

《脾胃论》强调"人以胃气为本"，脾胃的运化功能强，则气血生化有源；脾胃的消化功能弱，则气血生化乏源。而现代人由于饮食无节制，"饮食自倍，脾胃乃伤"的情况常常发生，导致胃腑不和，心神不宁。临床症见夜寐不宁，辗转反侧，胃脘胀满，嗳腐吞酸，恶心纳差，舌红苔厚，脉滑或滑数。治当消食导滞，和胃降浊。黄教授常用枳术丸、保和丸、温胆汤等加减化裁，常用药物有谷芽、麦芽、山楂、莱菔子、布渣叶等。

三、运用经验

黄教授认为，治疗失眠的关键意在保持气机升降功能正常运行。故以上五法可叠加使用，使脾胃得健，气机通畅，从而阴阳顺接，失眠自愈。黄教授指出，在中医学辨证论治的基础上，还可以借鉴现代医学基础理论知识指导临床用药，注重保护脾胃功能，不能增加"药毒"，使原本虚弱的脾胃更虚，特别提出胃酸过多的失眠患者应注意避免使用五味子、酸枣仁、柏子仁等引起胃酸过多的药物，若必须使用，可联合煅龙骨、煅牡蛎、海螵蛸等碱性药物协同使用，保护胃黏膜，防止酸性药物刺激胃黏膜。同时，黄教授强调，疾病的疗效不但取决于辨证、遣方用药，剂量也很重要。他主张药物从小剂量开始使用，根据患者服药后的反应，逐渐加大药量，并发现对于多数患者来说，安神药物酸枣仁用量要达 30～50g 才能发挥较好的安神作用。黄教授亦强调注意服药时间，认为服药时间能大大提高安眠药物的疗效，提出服用安神汤药及中成药最好在睡前 2h，待药效发挥时正好达到睡眠时间。同时配合中药浴足潜降阳气，促进患者睡意产生，提高治疗效果。

四、病案举例

钟某，女，75 岁，2011 年 9 月 6 日就诊。患者罹患慢性肾衰、慢性胃炎多年，平素思虑过多，近期出现夜寐欠佳，入睡困难，心烦，纳呆，自汗出，大便溏烂，每天 3～4 次，夜尿多，尿频尿急，舌淡、苔黄腻，脉细数。中医诊为不寐。辨证为脾气虚弱，湿阻化热。治以补胃健脾、清热祛湿兼理气为法。处方：浮小麦 30g，党参 25g，茯神、炒扁豆各 20g，炒白术、藿香、素馨花、合欢花各 15g，海螵蛸 12g，木香、黄连各 5g，益智仁、炙甘草各 10g。每天 1 剂，水煎，睡前服。并配合藿香正气软胶囊，每次 2 粒，每天 3 次，连续口服 3 天。共服上述中药治疗 2 周，患者自诉大便转为正常，胃纳及睡眠好转，尿频、尿急及夜尿较前减轻。

按语：本例脾虚、湿浊、肝郁化热相互影响，患者脾胃素虚，湿浊阻滞，加之情志不畅，气机失调，郁而化热，致心神不宁，睡眠不安。故治当补胃健脾、理气化浊清热。黄教授认为，此例患者可叠加使用健脾五法中的补胃健脾法、清热健脾法、理气健脾法，一方面健脾补胃化浊，另一方面疏利气机，清解郁热，使脾胃调和，气机疏利，神能守舍，故睡眠改善。

（梁　晖　苏国彬　卢富华）

第三节　黄春林治疗高脂血症经验

黄春林教授长期从事中医药临床及科研工作,在中医药治疗心血管疾病及肾脏疾病方面具有丰富的经验。黄教授在继承传统中医的基础上,擅长吸收西医现代研究的精华,在临床实践中真正做到疗效当先。高脂血症是指血液中胆固醇、三酰甘油等脂质含量增高的一类病症。现代医学业已证明高脂血症与动脉粥样硬化发病密切相关。在临证治疗高脂血症时,黄老师以中医辨证为基础,并将现代医学研究成果应用于临床,不断探寻中西医结合的最佳切入点。

一、辨证论治高脂血症

黄老师认为,血脂可理解为《灵枢·卫气失常》中所指的人体内有的"脂""膏"等物质。认为脂膏之物源于水谷,经胃的受纳、脾的运化,变成精微物质,转输血脉变成营血,部分变成脂膏。若由饮食不节、脾胃失调、肝胆失利、年老体弱等原因导致摄食过多,或转输、利用、排泄异常,皆可使血中脂膏堆积,过多的脂膏浊化而成为湿浊、痰浊,浸淫脉道,使气血运行障碍、脏腑功能失调,发为本病。在临床实践中,黄老师根据具体患者的不同特点将高脂血症分为六个基本证型:①脾虚湿盛型,代表方剂为参苓白术散加减;②痰浊阻滞型,代表方剂为涤痰汤加减;③气滞血瘀型,代表方剂为血府逐瘀汤加减;④阴虚阳亢型,代表方剂为天麻钩藤汤加减;⑤肝肾阴虚型,代表方剂为六味地黄丸合一贯煎加减;⑥脾肾阳虚型,代表方剂为金匮肾气丸合苓桂术甘汤加减。

黄老师指出,在临证中有时可见到高脂血症的患者没有异常症状,有时又为多种证型交错出现,临床时当灵活辨证。如果见身体困重、头重如裹、胸闷如窒等湿邪困重者,可加茵陈蒿、苍术、布渣叶;胸闷痰多者,加桔梗、瓜蒌皮、薤白;痰湿内蕴化热者,加竹茹、胆南星;痰热壅盛,腑气不通者,加大黄、虎杖、芦荟；若局部见脂肪瘤，可加入海藻、昆布等化痰软坚之品；瘀热明显者，加毛冬青；痛甚者，加三七、郁金、蒲黄、延胡索等；胁下有痞块者，可加穿山甲、三棱、莪术；痰瘀胶结，脉道难通者，加入水蛭、䗪虫、地龙等虫类搜剔之品；若脘痞纳呆，可加山楂、麦芽消食健胃；腹胀不适者，加厚朴下气除满；便溏者，重用白术，并可加入山药、薏苡仁、炒扁豆等；恶心欲呕者，加法半夏、砂仁；若见肢体浮肿，可加猪苓、泽泻等利水之品；阴虚阳亢，头晕头痛较重者，加天麻、钩藤、石决明；大便秘结者，加火麻仁、蜂蜜、玄参、肉苁蓉等；阴损及阳，见畏寒肢冷、夜尿清长者，酌加淫羊藿、巴戟天等补阳药；若阴虚风动而致中风者，可选加白芍、赭石、地龙等药。

二、辨病论治高脂血症

黄老师查阅大量文献，发现目前已有近百种中药经药理研究证实具有降脂作用。为方便临床应用，黄老师将其按照中药功效进行了归类，例如：在利湿化痰药中，茵陈蒿、泽泻、车前子、石菖蒲、桔梗、瓜蒌、海藻、昆布、法半夏等均具有降脂作用；在活血化瘀药中，丹参、桃仁、红花、赤芍、泽兰、三七、姜黄、没药、蒲黄、水蛭、川芎、牛膝、鸡血藤等均具有降脂作用；在清热类药中，金银花、槐花、黄连、黄芩、茵陈蒿、泽泻、大黄、草决明、虎杖、山豆根、地骨皮、银柴胡等均具有降脂作用；在补益类药中，人参、党参、西洋参、当归、何首乌、夜交藤、灵芝、淫羊藿、杜仲、骨碎补、女贞子、玉竹、黄精、桑寄生、黄芪、天冬、沙苑子、金樱子、冬虫夏草、蜂王浆、红景天等均具有降脂作用。

在临床应用中，黄老师强调在辨病治疗的基础上进行辨证选药，以适应个体患者的需求。中药只有在中医理论指导下才具有生命力，才更有针对性，才更有疗效，黄老师称之为"在辨病基础上的辨证治疗"。例如对一些因饮食不节、过食膏粱厚味引起的高脂血症患者，黄老师常选用一些消食积、降血脂的中药，如茵陈蒿、山楂、荷叶、布渣叶等，同时加用具有轻泻作

血化瘀、化痰通络、散寒活血为主,可选血府逐瘀汤、温胆汤、四逆汤等方剂化裁。但要注意顾护正气,以防攻伐太过。同时配合选用有速效止痛的药剂,如气雾剂、丸剂等,以迅速控制病情。冠心病缓解期治疗原则要治病求本,老年冠心病患者在祛瘀化痰之时,可辨证给予益气护心之品,如生脉散、独参汤、四君子汤等加减以补益脏腑。但也应切忌补益太过,避免气血壅塞。在临证实践中,要标本兼顾,通补兼施,灵活变通。

(二)辨病论证,病证结合

黄春林教授在治疗冠心病的过程中,擅于结合现代药理研究的结果,在辨证论治的同时,选用药理作用针对性强的中药,往往收到良效。①增加冠脉血流量:三七、丹参、牡丹皮、红花、川芎、赤芍、郁金等药物,可增冠脉血流量,增加心肌供血,改善心肌代谢。②降低心肌耗氧:人参、党参、黄芪、麦冬、淫羊藿、刘寄奴等药物,可减慢心率,减少氧耗。③抗血小板、抗凝以改善血液流变学:如红花、丹参、血竭等活血化瘀药具有抗血小板聚集的作用;地龙、水蛭、桃仁等能直接或间接起到抗凝作用。④减少氧自由基:人参、黄芪、茯苓、山楂、生地等药物,可清除氧自由基,达到抗氧化、延缓衰老及保护血管内皮作用。⑤降血脂、稳定动脉粥样硬化斑块:丹参、山楂、决明子、女贞子等有降脂、稳定斑块的作用。

(三)强调整体,顾护脾胃

对于临床很多疑难或危重疾病,黄教授常引用清代叶天士"上下交损,当治其中"。黄教授认为,脾胃为后天之本,气血生化之源,五脏六腑皆禀气于脾胃,脾胃一虚,诸脏皆无生气。老年冠心病患者,往往合并营养不良、胃肠功能紊乱,治疗时务必使其食欲开、大便调,方能使正气充盛,邪气消退。因此在遣方用药的同时,需兼顾脾胃的调理,力求药物不伤脾胃,或通过药物的配伍减轻对脾胃的刺激。

三、临证举隅

患者,女,81岁,因"反复胸闷心悸3年"于2013年11月3

日至我院就诊。患者于 2011 年始多次至广东省人民医院住院治疗，经诊为"冠心病""心律失常，阵发房颤"，建议行冠脉 CT检查。因心律失常发作快速房颤未能完成，患者拒绝行冠脉造影检查。外院查动态心电图可见发作性 ST-T 改变及阵发房颤。长期口服"波立维、立普妥、万爽力及胺碘酮"等治疗，后因"甲状腺功能受损"停用胺碘酮，余药规范使用，病情时有反复。遂到我院请黄教授就诊。症见形体肥胖，胸闷心悸，多于劳累后加重，伴纳眠欠佳，大便日一次，质软，排便无力，推行困难，舌淡暗，苔白厚，脉细结。中医诊断考虑"胸痹""心悸"，辨证为"气虚痰瘀"。治疗给予益气化痰，活血通脉。拟方：黄芪 30g，党参30g，茯苓 15g，法半夏 10g，橘红 10g，当归 10g，赤芍 15g，丹参15g，延胡索 30g，木香 10g（后下），甘松 10g，甘草 5g。7 剂，日一剂，水煎，分两次服用。

2013 年 11 月 10 日二诊：患者精神好转，胸闷、心悸明显减轻，纳眠转佳，大便通畅，动则汗出渍渍，口干欲饮。舌稍偏红，苔少，脉细。考虑兼有气阴不足，继给以上方加减，去党参，加麦冬 10g；嘱患者自行炖服西洋参 6g，日一次。上方服用一周后，患者觉症状大减。后续随访患者经一年余中西医治疗，患者目前病情稳定，未再因病情加重而住院，胸闷心悸发作也大为减少。

四、讨论

老年冠心病患者年龄大，基础疾病多，存在病程长、恢复慢、易反复等特点。黄教授在临证时着眼整体，顾护脾胃，辨病论治与辨证论治结合，并参考现代药理作用选药。上述医案中，以益气化痰、活血通脉为则，方中黄芪补心肺之气，党参、茯苓、法半夏、橘红健脾祛湿化痰，当归、赤芍、丹参活血化瘀，木香、延胡索健脾理气、行气止痛，甘松理气止痛、醒脾健胃。本方标本兼治，故服后患者胸痛主证渐退，兼证亦有改善。二诊时针对患者气虚之证仍在，且伴有阴虚之象，灵活变通，易党参为西洋参，并用麦冬以奏生脉散益气养阴之功。黄教授的遣方用药如调遣三军,运筹帷幄,处处体现了中医的辨证观、整体观,并注意与现代医学知识紧密结合,取得了良好的临床疗效。

(李新梅　张熹煜)

第五节　黄春林心脾同治治疗心悸经验介绍

黄春林教授在 50 余载的从医教学生涯中积累了许多宝贵经验,于心系、肾系疾病的临床诊治中颇有心得。眩晕、胸痹心悸、心衰病是心系疾病的常见病。黄春林教授从肝论治眩晕、从肾论治心衰病、从脾论治胸痹心悸,结合独具特色的中药药理精准辨证治疗,融会贯通西医基础医学、中药药理学、独具岭南特色的中医辨证论治,创立了自己独具特色的中西医融合治法。黄教授常说中医药是一座大山,是一座仓库,如何充分挖掘开采,去粗取精,去伪存真,把仓库变成宝库,找出几千年历史积累下来的传统中医的现代作用,并为现代西医的治疗提供帮助,具有重要意义。现介绍黄教授从心脾治疗心悸经验如下。

心悸在西医学主要对应心律失常。轻度心律失常首选中药、中成药;重症心律失常首选西药,待病情缓解之后,再用中药、中成药配合,巩固疗效。西医抗心律失常药疗效直接,但其毒副作用又令人担心。对于抗心律失常药引起的皮肤过敏、胃肠反应、肝肾损害、造血不良,中药方剂均有一定疗效,可达到减毒增效的目的。在我国,心脏以及消化系统方面的疾病属于高发疾病,同时这两种疾病关系密切,能够相互影响转化。黄春林教授认为"心脾不分家",概括起来主要体现在脾胃病引起心脏不适;心脏疾病引起脾胃不舒;心脾同时发生病变。黄教授在传统中医理论的基础上提出"行气当先调和脾胃""心脾同治"等理论,遣方用药,收效甚好。

一、心脾同治理论基础

（一）心脾经络相交

古人认为膈膜上方是心脏，下面是脾，足太阴脾经"其支者，复从胃，别上膈，注心中"，在《灵枢·经脉》载"心主手厥阴心包络之脉，起于胸中，出属心包络，下膈，历络三焦"，心脏通过三焦加强了与脾胃之间的联系。心脾同病可由于邪气入侵心脏，太阴、三焦、脾胃运化失司，升降失常，经脉不畅，出现上腹胀满、纳呆、呕恶等表现。在经络中，董氏奇穴派基于五运六气的开阖枢推演也提出脾胃和心包相连通。

（二）心脾五行相关

心为火性，脾为土性，火生土，心火温煦，可使脾土得以滋养以充实后天之源，而后天之源充裕则可更好的滋养包括心脏在内的他脏。子（脾）病及母（心）可分为两类：一是子病犯母，主要体现为土病及火，乃脾虚化热之实证。症见心悸心烦，脘闷腹胀，大便不爽，继而发热，渴不多饮，小便短赤，苔滑转黄，脉缓而濡数。此乃脾湿停滞，中焦气机升降受阻所致。二是子盗母气，主要体现为土虚火衰之虚证。症见心悸气短，乏力便溏，小便不利，少腹隐痛，喜按喜温，腹胀肠鸣，矢气稍舒，舌苔淡白，脉象沉迟。脾土虚则导致心与小肠之火衰，气化无权。许多中医学家认为胸痹心悸发生的主要原因为饮食不规律、情感调节失衡以及没有劳逸结合，最终损伤脾土乃至心火。

（三）心脾气血阴阳相连

《脾胃论·脾胃胜衰论》曰："夫饮食入胃，阳气上行，津液与气，入于心，贯于肺，充实皮毛，散于百脉。"心阳为动，脾阴为静，一动一静，心动有律，血归百脉，遍布周身，故脾胃散精之功有赖心动之助。"心主诸阳，又主阴血"，因此邪实、阳虚、心阴不足都可导致心悸。"其痛分九种：曰食，必饱闷，噫败卵气，由食生冷，或食物过多也……"脾虚，气血生化匮乏，心失荣养，心阴寒凝滞、心阳微血凝，另外脾胃气机升降失常，阳气不升，浊气上逆，痰阻虚里络脉所致。

二、心脾同治的临床应用

心与脾关系密切，黄教授崇尚王道，重视脾土，在临床中发展了东垣补土思想，从脾入手治疗心悸。脾为生痰之器，故脾虚致病多伴有痰湿，痰湿作为病理产物，又可致病。所以治本在于杜绝痰湿滋生之源，固宗气之旺盛；治标则当祛痰散结，配合益气健脾。具体还从以下3方面入手。

1. 健脾治本　　党参、黄芪、白术、茯苓、川芎为《金匮要略》中补脾益气、调理气血、治疗胸痹之要药，治疗心悸也能取得较好的效果。归脾汤健脾补心养血，对女性心悸者可有较好疗效。女子以血为用也，为使心经气血更好地运行，以补脾为根本。黄教授通过药理学研究发现许多健脾治本的中药有抗心律失常作用，例如人参为非洋地黄强心中药，也可以改善氧代谢，清除自由基，抗氧化，营养心肌，而改善心律失常。黄芪等可以抗病毒，抗心律失常，保护心肌，较常用于心肌炎、心肌病的治疗。另外灵芝具有受体拮抗剂作用，对心舒张功能也有一定作用，也可以保护心肌，改善预后。

2. 祛痰治标　　心悸的标实在痰浊。经方中治胸痹、化痰浊多用枳实、薤白、桂枝、厚朴、橘皮、瓜蒌等，同样可用于心悸；痰浊常与阳虚相兼，可加附片、干姜温煦；若患者痰浊壅滞时间过长，并逐渐发展为热象，则需要用中药黄连温胆汤来达到清热和祛痰的效果。黄教授经研究发现，许多具有化痰功效的药物同时具有洋地黄样作用，如黄花夹竹桃、葶苈子等。

3. 理气为辅　　胃失和降，上焦气机壅滞，升降失司，可致心悸加重，因此治疗同时应加强理气和胃、宣畅气机。现代药理研究提示能调畅气机的中药，如红花、赤芍、川芎、前胡等，能减轻心肌细胞的钙超载，从而减少心肌的损害；佛手、葛根等具有受体拮抗剂作用，能减慢心率，降低心肌氧耗，改善心动过速及心律失常；甘松对心肌细胞钠通道有阻滞作用；行气的红景天、银杏、薤白可有改善心肌微循环及心肌细胞氧化代谢的作用；延胡索能延长心肌细胞动作电位，可用于治疗快速性心律失常；藿香、川朴、木香、丁香可抗感染，针对心肌炎、心内膜炎等导致的快速型心律失常可有协同作用。麻黄附子细辛汤本可提振阳气，黄教授通过现代药理发现其对受体有兴奋作用，对缓慢性心律失常有效。

三、病案举例

周某，女，64岁。在2018年4月17日住院，病因为心悸，发病时长为3个月，同时患有20年的高血压。患者20年前被诊断为"高血压病3级"，2018年2月患者血压波动升高，服用西药降压药后自觉反复心悸心慌，胸闷，上腹胀满，同时患者感觉全身无力，呼吸困难，口渴感加重，怕风，睡眠一般，大、小便正常。完善动态心电图提示频发室性期前收缩现象。2018年4月19日针对频发室性期前收缩行射频消融术，术后复查动态心电图仍提示频发室性期前收缩，患者仍心悸、胸闷明显，心慌汗多，仍有时腹胀，口渴感加重，气短乏力，睡眠差，舌色暗淡、舌苔白，脉弦细。中医诊断为心脾两虚之心悸，心脾气血不足。拟通过补益气血、调养心脾以及安神来治疗，处方：熟党参25g，茯神30g，山药、海螵蛸、灵芝、淫羊藿、炙甘草各15g，佩兰、砂仁（后下）、佛手、三七各10g，合欢花、香附（醋制）各20g，炒黄连、高良姜各5g。患者服药3剂，心悸较前明显缓解，腹胀改善，气短症状改善明显，睡眠质量因病程较长仍未能改善，黄教授在上述药方的基础上用了大量的酸枣仁（50g）先煎，嘱出院后仍需要继续坚持服药。

按语：本病例治疗药方是在归脾汤的基础上加减黄教授的验方而来的。患者心慌心悸、汗出、口干、气短、舌淡、苔薄白、心神不宁，时有上腹胀满，辨证为心脾两虚。治疗上可从生活方式调整、食疗、药物、外治法四个方面入手。黄教授一般会嘱附患者要保持好的心情，调节不合理的饮食习惯，并坚持适当的运动。在运动方面，患者可进行有氧运动来调理，如游泳、慢跑等。食疗方面可用人参、西洋参各2.5g煮水，晨起服用；或用佛手、莲子炖汤水饮用；心脾兼顾的陈皮、花生可结合橘普茶健脾益气、定悸降压。中药方面当治以健脾安神、改善心律失常为目标。党参补中;茯神、合欢花祛湿安神;山药健脾;海螵蛸制酸护胃;佩兰、砂仁化湿和胃;佛手、香附理气;高良姜温中止痛;三七活血通络,能改善心系瘀血之怔忡;淫羊藿固护下焦,心、脾、肾同补;灵芝为补药,入心经,患者自汗、体弱、气短、易于外感,同时可增强免疫之用,兼可安神补气养血,为点睛之药。而从西医的精准辨证角度出发,此方也共奏抗心律失常之效:党参抗氧化清除自由基保护心肌,三七对心肌细胞钠通道有阻滞作用,灵芝等对心舒张功能亦有一定作用,淫羊藿、佛手、灵芝等有受体拮抗剂作用,当归、三七等对心肌细胞钠通道有阻滞作用。在中医辨证的基础上,多药精准论治使疗效更佳。另外,外治法方面可以按压双侧耳门、听宫、听会,刺激迷走神经,缓解阵发性的心动过速。经治疗患者获得相对满意的疗效,此以中医心、脾二经入手,辨证治疗结合中医药理精准选药施治的方法可以作为日后相关疾病治疗的参考依据。

(钟 言 梁蕴瑜 李新梅)

第六节 黄春林教授运用东垣补土思想 治疗肾病的临床经验

金元四大家之一的李杲提出"内伤脾胃,百病由生""火与元气不两立"等重要学术观点,对补土思想独有发挥,并创制出补中益气汤、升阳益胃汤等名方,对后世影响深远。

黄春林教授认为,慢性肾病的调治应时时重视脾胃,固护和恢复其运化水谷、升清降浊的生理功能。其原因,一是脾肾有着密切的联系。脾为后天之本,肾为先天之本,二者是相互资生,相互促进的。脾乃仓廪之官,气血津液生化之源,能运化水谷,产生精微物质充养五脏。脾胃虚衰则五脏不能得到滋养,且脾虚则运化无权,水反为湿,谷反为滞,久而湿热内蕴;至于肾虚则封藏失司故精微下泄,温煦气化无权则水液代谢紊乱,水湿内停。二是慢性肾病的基本病机是本虚标实。本虚多指脾肾气血阴阳亏损,标实指湿浊、湿热、浊毒、瘀血等病理产物的潴留,无论补虚还是祛邪都有赖于脾胃的运化、转输和升清降浊的气机。三是慢性肾病的治疗,往往需要口服多种药物,不论是补虚之药还是攻伐之物都首先由脾胃受纳、运化,若不固护中焦,久之则难免运化无力,气机失调,药力不能达病所,反而变生他证。因此,黄老指出,慢性肾病从早期的血尿、蛋白尿、水肿,到晚期的尿毒症都存在着脾胃虚弱的基本病机,并不同程度地夹杂着清阳不升、浊阴不降、阴火内停的复杂病机。治疗上,可效仿李东垣补中、清上、渗下之法综合治理,解开治疗的困境。现举黄教授验案 2 则,均有东垣补土思想之体现,以明其理,以示其用。

一、糖尿病肾病合并尿路感染

林某,男,58 岁。2016 年 8 月 1 日初诊。2 型糖尿病病史 10 余年,1 年前开始出现蛋白尿,经住院诊断为糖尿病肾病,使用胰岛素控制血糖。另有肾结石病史。2016 年 6 月初检查发现血肌酐 161μmol/L,尿素氮 8.87mmol/L。近 1 个月来出现尿频尿急,无发热、腰痛,曾服用头孢类抗生素,症状无明显缓解。现症见疲倦乏力,自觉口干苦,肢体困重,小便不利,尿频尿急,泡沫尿,阴囊潮湿,纳差,大便溏,舌质黯淡,边有齿痕,苔薄黄,脉沉细无力。血压:135/80mmHg。2016 年 7 月 28 日血肌酐 190μmol/L,尿素氮 9.86mmol/L,空腹血糖 5.8mmol/L。尿常规:尿蛋白(+),白细胞酯酶(++),红细胞(+),尿红细胞计数 46 个 /μl。辨证为脾虚湿热,清阳不升,湿热下注,瘀血内停。治当益气健脾,升清阳,清湿热。仿东垣升阳益胃汤补中、清上、渗下之法处方。药物组成:黄芪 50g,党参 15g,怀山药 15g,茯苓 15g,甘草 5g,藿香 15g,木香 15g,海螵蛸 15g,炒黄连 5g,漏芦 40g,石韦 15g,蛇床子 10g,黄精 15g。每剂药煎煮 2 次,每次水煎取汁约 300ml,于早、晚饭前,或饭后 1h 服下,连服 2 周。

2016 年 8 月 16 日二诊,患者精神好转,无明显口干口苦,排尿较前顺畅，但频率仍多于常人，大便每日 1 次，质软成形。舌脉同前。复查尿常规：尿蛋白（+），白细胞酯酶（++），红细胞（+），尿红细胞计数 24 个 /μl。上方加金钱草 25g，白茅根 30g，车前草 30g，去石韦，继服 2 周。

2016 年 9 月 8 日三诊，诉症状已明显好转。尿常规示：尿蛋白（+），白细胞酯酶（++），红细胞（－），尿红细胞计数 6 个 /μl。中段尿细菌培养：未培养出病原菌。上方随症加减，至 2016 年 11 月，患者自觉舒适，唯仍有夜尿。复查尿常规：尿蛋白（+），白细胞酯酶（－），红细胞（－）。血肌酐 151μmol/L，尿素氮 7.77mmol/L。遂酌加山萸肉、女贞子、旱莲草等补肾之品以脾肾同补，仍坚持门诊定期随访，至今病情稳定。

按语：糖尿病肾病，属于"肾消、下消、水肿、肾劳、虚劳、消渴肾病"等中医病名范畴，其基本病机为本虚标实，即虚、瘀、浊兼见而致病。虚以气阴两虚、气血亏虚、肝肾阴虚、脾肾阳虚多见，瘀指络脉瘀滞，浊为水湿、湿热、浊毒内蕴。标实在促进疾病进展方面起着重要作用。此案患者血糖、血压控制均达标，但近期血肌酐进一步升高，伴有小便不利、尿频尿急、尿白细胞酯酶阳性等临床表现，考虑下尿路存在感染 / 炎症。黄教授认为，本例患者因感受外邪而标实加剧，与患者脾虚多湿之体质相合，酿成湿热，缠绵难去，表现为神疲乏力，肢体困重，不欲饮食，大便溏。舌质淡，边有齿痕，主脾虚湿盛，且其脉沉细无力，亦与此相合；舌暗为血瘀内滞，脉络不畅之征；舌苔黄，为郁而化热之象。尿频尿急、阴囊潮湿、白细胞尿难消，说明湿与热胶结，流注下焦。可见，患者体内湿热蕴结于脾，中土不运，清阳不升，清窍失养，是复杂病机的核心。故治以补中益气，清湿热，升清气。方药效李东垣升阳益胃汤之义加减化裁，方中没有用柴胡、升麻等经典的升提之药，或羌活、独活等祛风走表之风药，而改用醒脾化湿、和胃解表之藿香，祛风止痒之蛇床子，同样能祛风走表，且能切合患者纳差、阴痒等临床症状。党参、黄芪、山药、茯苓、炙甘草，为补益中气之要药，且重用黄芪亦有升清阳之意，正如《药性赋》所言"升也，阳也"。黄连清热燥湿以泻脾胃之阴火，漏芦清热解毒、茯苓淡渗利湿、石韦利水通淋以清膀胱之热，诸药共主湿热之疏导。由此可见，黄老对补土思想的精髓把握精当，且有灵活变通之特色。黄老重视整体辨证，又重视根据病、证个体化选药，故其用药具有鲜明的专科特色。譬如，本例中黄老重用黄芪，还出于患者糖尿病肾病已出现显性蛋白尿的考虑，黄芪已被证实可通过保护足细胞、对抗氧化应激、抑制肾小球硬化和间质纤维化等机制发挥肾脏保护作用。黄精益气养阴，也是健脾之要药。黄老选用黄精而不用他药，是因为一来黄精具有降血糖的现代药理作用，对本例糖尿病患者尤宜；二来黄精多糖具有抑制肾脏纤维化、减少尿蛋白的肾脏保护作用。

二、终末期肾病之消化道症状

袁某，女，64岁。2016年7月12日初诊。高血压病、2型糖尿病病史10余年。2011年因脑出血在南方医院住院，期间发现血肌酐升高，290μmol/L，尿蛋白（±）。经系统检查，诊断为慢性肾衰竭，良性肾小动脉硬化（眼底动脉检查和尿蛋白分类结果均不支持糖尿病肾病）。2012年10月复查，血肌酐进一步升高至490μmol/L，遂于南方医院肾病专科门诊诊治，血肌酐波动于300～500μmol/L。2016年7月12日，血肌酐422μmol/L，尿素氮13.15mmol/L。尿常规：尿蛋白（++），尿红细胞（−），尿葡萄糖（++）。血糖6.0mmol/L，血压126/82mmHg。现症见疲倦乏力，胃纳不佳，口干咽痛，尿频尿急，甚则尿失禁，夜尿3～4次，大便调，眠差，舌质黯淡，边有齿印，苔薄黄，脉沉细。辨证为脾肾气虚，湿热中阻。治宜健脾补肾，清利湿热。仿东垣升阳益胃汤补中、清上、渗下之法。药物组成：黄芪30g，党参15g，怀山药15g，茯神20g，甘草5g，淫羊藿15g，菟丝子15g，女贞子15g，覆盆子30g，川牛膝15g，蒲公英20g，漏芦40g，炒黄连5g，大黄5g（后下），合欢花20g。每剂药煎煮2次，每次水煎取汁约300ml，于早、晚饭前，或饭后1h服下，连服2周。

2016 年 8 月 1 日二诊，患者精神好转，乏力减轻，无明显口干口苦，夜尿 1～2 次，大便调。舌脉同前。守方续服。后多次复诊，均谨守病机，随症加减，如大便偏烂时，易大黄为决明子以润肠通便，或大黄减量而黄连加量；如纳差、倦怠加重，则加藿香以醒脾祛湿。

2017 年 3 月 29 日复诊，精神良好，诸症均有减轻，舌淡，边有齿印，苔薄白，脉沉细。血肌酐 389μmol/L，尿素氮16.93mmol/L。湿热既除，遂去蒲公英、黄连、大黄等苦寒之品，以四君子汤合二仙二至丸加减化裁，作长期调理之剂。处方如下：黄芪 50g，怀山药 15g，茯神 25g，甘草 5g，淫羊藿 15g，菟丝子 15g，女贞子 15g，覆盆子 30g，决明子 25g，漏芦 40g，法半夏15g，广藿香 15g，石斛 20g，葛根 30g，合欢花 20g。随访至今，病情稳定。

按语：慢性肾衰竭发生进展的时候或进入终末期时，表现以邪实为主，或正虚与邪盛俱著，患者的消化道症状随着病程的进展日渐突出。黄教授认为，这是由于慢性肾衰竭患者邪无出路造成的恶性循环：病后饮食不节，湿浊中阻，郁而化热，热与湿互结，形成湿热之邪，蕴久酿毒，损伤血脉和脏腑如中土之运化、升降气机以及肾之气化；而脾肾亏虚，又加剧湿浊、水气等阴邪内生，泛溢为害，如此愈演愈烈。故通过补土健脾，恢复中土之气化，推动四维之转动，在慢性肾脏病的治疗当中有着至关重要的地位。此案患者早期失治，及至进入终末期已濒临透析始接受专科治疗，症见疲倦乏力，纳差，舌质淡、有齿印，知其中土衰惫；夜尿频、尿蛋白，脉沉而细，可见患者肾虚不固，元气耗伤；口干、咽痛，舌苔黄，而无恶寒咽痒之表证，且肌酐、尿素氮等毒素蓄积于内，说明湿热阴火内停，困阻中焦。若不扶其脾土，则气血生化无源，脏腑衰败在即；若不泻其阴火，则邪盛于内，气机呆滞或乖逆，上攻心脑。故黄老认为，病机虽然错综复杂，但主要矛盾是脾虚湿热，故治宜健脾之中，辅以清热利湿化浊之法，以降浊泻火。处方以四君子汤为底，合大黄黄连泻心汤以解中焦之郁热。方中参、芪、苓、草补脾益气；蒲公英、大黄、黄连、漏芦清三焦之热，使阴火退，元气足，则补肾填精之品可缓缓图治。因此，对于慢性肾衰竭患者应重视其脾胃功能，早期便应健脾补中；当疾病进展至终末期肾病，消化道症状明显，病机更加复杂，则应取补中气与泻阴火并用之法，恢复中土健运和升清降浊之气机，扭转病势，以图长治久安。

中医治疗肾脏病，需处理好脾与肾的关系。脾胃居于中焦，脾主运化，以升发为健；胃主受纳，以通降为顺。脾胃强健则纳运正常，升降有序，元气充足。肾居下焦，主封藏，也主水液之气化。肾气固，则水液蒸腾气化、肾精藏泻相宜。《脾胃论·脾胃虚实传变论》："元气之充足，皆由脾之气无所伤，而后能滋养元气。"此言对于处理慢性肾病诊治的核心问题，即补肾与补脾如何权衡，有着重要的指导作用。黄教授认为，肾病之发生，虽有先天禀赋之病由，但更多见的是后天起居、饮食、劳倦、情志等因素导致元气受损。且肾病之进展，必然进一步损伤脾胃，损伤元气。因此，应重视调脾，恢复中土健运。

李东垣补土思想的核心内涵是恢复中土之气化功能，以推动四维之转动。运用补土理论遣方用药，并不是单纯运用温补之药，而是补中有攻，寓攻于补，关键是抓住脾胃之偏颇，助其恢复正常的生理功能。在反复的临床实践中，黄教授根据慢性肾脏病不同分期的证候特点，制定调脾七法，即益气升阳、益胃养阴、行气化湿、清热利湿、温阳化浊、开胃消食、通腑降浊，可见黄教授对补土思想的把握非常到位。而且其选择用药时，常常在辨证的框架下优选某些具有肾脏保护作用的中药，是对补土理论的灵活应用，无疑也将丰富补土学说的理论和实践经验。慢性肾病的病机错综复杂，即使梳理为本虚（脾肾虚损）与标实（湿热、湿浊、水气、瘀血等），也难免会使后学者简单地见证治证，或健脾，或益肾，或清利，或活血，杂糅为一方，往往难以取得佳效。黄春林教授借鉴补土学派医家李东垣之学术与经验，多从脾胃着手而论，厘清脉络，务必使中土健运，后思补肾固精，且时时注意固护脾胃，勿令其伤。其所常用的方剂，大抵四君子汤、香砂六君子汤、补中益气汤、升阳益胃汤之类，辨证加减则纳入有清热去湿功效且有较强抗菌作用的大黄、黄连、秦皮、蒲公英、白花蛇舌草、半边莲等；或有行气化湿功效且有调节胃肠动力作用的木香、砂仁、半夏、陈皮、藿香等；若腑气不通，则加大黄、决明子、何首乌、枳实等通腑泄浊，使浊阴得降，清阳得升，从而恢复脾胃气机升降。

（吴禹池　邹　川　刘旭生　黄春林）

第七节　黄春林精准辨证慢性心肾综合征

黄春林教授治学严谨，不但对传统中医药学融会贯通，而且熟知现代医学，擅长运用传统中医学认识现代疾病，从而提出独到见解。现将其在治疗心肾综合征方面的思路和经验整理如下，以启后学。

一、心肾综合征

心肾综合征（cardiorenal syndrome）是指心血管疾病和肾脏疾病进展过程中两者相互影响的综合征。任何一方都会导致和加重另外一方的进展，存在恶性循环的临床状况。慢性心肾综合征属于其中的Ⅳ型，即慢性肾脏病（如慢性肾小球或间质病变）导致的心功能障碍。而中医并没有关于慢性心肾综合征的具体病名，多数是根据临床表现归为"心悸""胸痹""心水""心胀""癃闭"等。

二、慢性心肾综合征的中医病机

（一）心肾水火，升降失常

西医认为慢性肾脏病可以引起心脏收缩舒张功能受损，从而影响全身有效循环血量，导致肾脏灌注不足，交感神经、肾素-血管紧张素-醛固酮系统（renin-angiotensin-aldosterone system，RAAS）被激活，从而加剧肾小球高滤过和肾脏硬化，心肾损伤相互影响，形成恶性循环，导致心肾综合征的发生。

黄老从传统中医的角度出发，对心、肾之间的生理和病理关系做出解释，即心肾之间的生理关系应是心肾相交、水火既济、一升一降，而这种平衡关系被打破，会导致心肾不交、水火升降失常的病理状态。这与现代医学的慢性心肾综合征有诸多相同之处。生理状态下，心属火主血，肾属水藏精。心火寄于心血，下降以助肾阳，使肾水不寒而水得助；肾精化生阴血，借肾阳蒸腾之力上升以助心血，使心火不亢而血脉得生。而现代医学认为，心脏泵血功能正常，才能保证肾脏的正常灌注，肾功能得以维系；而肾功能正常才能发挥调节水电解质、血压、内分泌等功能，以利于心血管功能的正常。在病理状态下，心火式微，或上炎而亢，命门之火无所助，初期蒸腾无力则夜尿增多，后期开阖失司则寒水内停，发为水肿；而肾精亏虚，或肾阴不足，心火亢盛，心悸、烦躁、失眠，甚则心肝火旺，引动肝风；又或肾阳不足，久之则寒水内泛，甚则水饮凌心，出现心悸、怔忡等。肾阴、肾阳不足可以相互影响，最终形成阴阳两虚的局面。现代医学认为，肾衰竭后伴随的容量负荷、高血压、贫血，以及交感神经、RAAS 激活引起心脏结构的改变和功能的下降，又进一步加重肾衰竭，最终形成心肾综合征。

（二）心脾两虚，浊毒归心

尿毒症毒素是指由于肾功能下降，引起肾脏对多种代谢产物和毒性物质清除率降低，以至于不断在体内蓄积的多种毒性物质的统称。人体内的肠道菌群——尿毒症毒素的来源之一，是一种独特的"内分泌器官"，通过代谢生成多种尿毒症毒素，其中内毒素（一种脂多糖）、三甲胺 -N- 氧化物主要是由肾脏排泄的含氮代谢物，能促进动脉粥样硬化、增加血栓的形成，并能造成血管炎症，使心血管损伤的风险增加。

中医学认为正常生理状态下，脾气散精，上归于肺，肺气通调水道，津液分布全身，升已而降，下至于肾，在肾的蒸腾作用转化成尿液排出体外。而心火下降，可以温煦肾的气化功能；火生土，心阳有助于脾胃的运化功能。黄老结合现代医学，对慢性肾衰竭病理状态下心、脾之间的病理关系有自己独特的见解：肾气虚衰，则水液气化不利，水湿内生，致脾为湿困，升降不利，运化失司，使湿浊内阻，日久化热成毒，浊毒浸淫血脉，累及心脏，阻遏气机，久之则痰瘀结于心脉，损伤心体，心火不能温煦肾水和脾土，则脾、肾的运化和气化功能进一步失司，进而产生心脾两虚、浊毒归心的病理状态，症见乏力腰酸、夜尿频多、活动后气短、心悸、失眠、食欲欠佳、大便溏或便秘。

三、病证结合，分期论治

心肾综合征的诊断一般根据患者的症状、体征和实验室检查来确定，通常通过胸片、心脏彩超、B型利钠肽、尿毒症毒素等明确诊断。

心肾综合征病位在心、脾、肾；基本病机为脾肾两虚，心肾不交，水湿、浊毒、瘀血内蕴；病性属于虚实夹杂，而随着病情的进展，本虚标实之间可以互相转化。黄老认为中医应分期论治，对于肾衰竭期［肾小球滤过率为 $10\sim20$ml/（min·1.73m^2）］，主要表现为心脾两虚或心肾阴虚，无明显水湿浊毒表现的患者，主张健脾养心或滋肾宁心为主，兼以祛邪，如活血、化浊、祛湿；对于尿毒症［肾小球滤过率 <10ml/（min·1.73m^2）］，主要表现为心肾阳虚、脾肾气（阳）虚，水湿浊毒瘀血明显的患者，当明辨本虚标实，扶正祛邪并重，以健脾温肾强心、利湿化浊活血为法；而对于已行肾脏替代疗法的患者，水湿浊毒已经被透析清除，早期表现为气阴两伤、瘀血内留，则可应用益气养阴活血为大法，晚期表现为阴阳两虚、血瘀内阻，则需阴阳并补，逐瘀通络。分述如下。

（一）进入透析前

1. 早期

（1）心脾两虚，浊毒归心：黄老认为当患者处于肾衰竭期［肾小球滤过率 $10\sim20$ml/（min·1.73m^2）］，此时有部分患者心功能处于Ⅰ、Ⅱ级，心脏结构变化以左房轻度增大为主，或伴有舒张功能轻度下降，血脂多糖、三甲胺-N-氧化物等肠源性毒素升高，患者表现为乏力、活动后气短、心悸、失眠、食欲欠佳、便溏或便秘，尚无气促、尿少，明显水肿、恶心呕吐、神昏等明显的尿毒症中毒和水钠潴留的症状。西医治疗方案主要为降血压、纠正贫血、纠正代谢紊乱等对症处理。中医辨证以心脾两虚为主，故治以健脾养心为法，方药选用升阳益胃汤合参麦散加减。黄老特别注意选用可同时调节心、脾的药物。伴有失眠，辅以养心安神之品，如灵芝、百合、莲子等；伴有心悸，加用桂甘龙牡汤、甘松、佛手等复脉定悸的方药；伴有腹胀、便溏或便秘等胃肠不适，可加用防风、葛根、青皮、枳实、藿香、大黄等升清降浊、理气化湿之品；若乏力、气短明显，可重用黄芪、人参、肉桂等益气健脾强心之品。现代药理研究提示，大黄可能对硫酸吲哚酚、硫酸对甲酚、三甲胺-N-氧化物等肠源性毒素具有调节作用。

（2）肾阴枯竭，君相火旺：当患者处于肾衰竭期[肾小球滤过率 $10\sim20ml/(min\cdot1.73m^2)$]，尽管能够通过治疗纠正贫血、控制血压等，但体内日渐增多的尿毒症毒素仍可直接影响交感神经系统，进而激活 RAAS，使患者的心率、血压渐渐难以控制，出现心烦、失眠、口苦口干、耳鸣、腰酸、舌红、苔黄、脉弦细略数等心肾阴虚之征象。中医辨证为心肾阴虚，治以滋肾宁心安神为法，方药选用知柏地黄汤合黄连阿胶汤加减。若水不涵木，致肝阳上亢，出现头胀痛、目赤、眩晕、易怒等证候，可加石决明、牡蛎、龟甲、天麻、蒺藜、钩藤、菊花等平肝潜阳的药物；若心烦、失眠、口干明显，可加麦冬、石斛、天花粉、炒栀子、连翘、莲子心、竹叶卷心等滋阴清热宁神之物；若腰酸、耳鸣，可加用杜仲、续断、豨莶草、鹿衔草、骨碎补、五味子、磁石。但切记慎用滋腻太过之品，以免有碍脾胃运化，可酌情加用健脾化湿之品，如木香、砂仁、藿香等。若患者伴有胸闷，黄老还常酌情加用清热活血之品，如丹参、地龙、酒制川牛膝、赤芍、郁金等以清热活血安神。现代中药药理研究提示，黄精、白果、黄芪、地龙、白芍、海金沙等具有类 ACEI/ARB 作用，对于 RAAS 具有一定的调节作用。

2. 中晚期　心肾阳虚、瘀水互结证患者容量的过负荷、RAAS的过度激活，使心脏功能开始进入失代偿期，心肾功能失常，此时患者即将进入透析，心功能进一步下降到Ⅲ～Ⅳ级，心肌肥大，心脏结构出现明显异常，症见疲倦乏力、心悸胸闷、气短、活动明显受限、阵发性呼吸困难、四肢冰冷、舌有瘀斑、全身浮肿等。此时中医辨证为心肾阳虚、水饮瘀血内停，治以温肾强心、利湿化浊活血，方药选用真武汤合苓桂术甘汤、桂枝茯苓丸加减。当气短明显时，重用人参、附子、黄芪、鹿衔草、桂枝、葶苈子等益气温阳并强心之物；当胸闷明显时，选用薤白、丹参、香附、柴胡、郁金、檀香、砂仁等芳香之物以助行气活血利水；当水肿加重时，加用地龙、益母草、马鞭草、泽兰、牛膝等活血利水消肿，减轻心脏负担。当湿浊较为明显时，表现为晨起刷牙恶心、口苦、口中氨味、大便不爽等，以芳香化浊、清热泄浊、活血化瘀为法，方药可选用化浊解毒活血汤（藿香、法半夏、茵陈、酒大黄、姜黄、三七片、昆布、甘草），或合用小柴胡汤、小半夏汤、温胆汤等，升清降浊，使湿浊之邪去有出路，达到祛邪的效果。现代研究显示，选用葛根、淫羊藿、灵芝等具有 β 受体拮抗剂作用的药有助于延缓心肌的重建。这时期总的治疗原则应攻补兼施，以改善症状为目的，必要时也可配合大黄灌肠、药浴等外治法，或使用中药如麻黄、橘皮、桂枝等药物浸浴，促进排毒。

当病情进一步发展，出现水瘀互结，有凌心射肺的前兆，常伴有湿浊溺毒阻滞中焦，临床表现为尿少、中重度水肿、夜间阵发性喘促，伴有恶心呕吐、口中氨味、纳差等，此时应密切关注患者情况，及时采取透析治疗，切忌为了"保肾"而延缓进入透析的时机。

（二）进入透析后

对于刚进入维持血液透析的患者，部分患者因为具有一定程度的基础心脏病变，如冠心病、高血压性心脏病等，容易在透析过程当中出现心绞痛、心律失常、低血压等心血管并发症，临床表现为胸闷、心悸、乏力、淡漠、汗出、腹痛等。对此中医辨证为气阴两伤、瘀血内留，应以益气养阴活血为大法，透析过程选用参麦注射液、丹参注射液进行静脉滴注，常可有效缓解上述临床症状；平时服用西洋参、野山参、三七、山萸肉等益气养阴活血之品，常可有效预防上述透析急性并发症的发生。

长期透析的患者，残余肾功能完全丢失，血容量、毒素等多种因素导致心泵功能逐渐衰竭，出现消瘦、气短、乏力、四肢厥冷、纳差、腹胀便秘、水肿、脉微欲绝、舌淡暗或光滑无苔等，中医辨证为阴阳两虚，应以阴阳并补为大法，兼以健脾活血。方剂选用四逆汤合参附汤以回阳救逆，同时配合补中益气丸、香砂六君子丸、丹参滴丸、麝香保心丸等益气健脾、芳香活血之品；透析时则予以参附注射液、人血清白蛋白注射液静脉滴注以救阴扶阳。此时，应更加严格地控制患者的液体摄入，避免因容量负荷而加重心泵功能的衰竭，导致患者不能耐受普通血液透析。

四、典型病例

患者，男，40岁，2016年3月14日初诊。因"胸闷、气短伴恶心2个月余"就诊。患者因"胸闷、气短伴纳差1个月余"，于2016年2月至某院就诊。查肌酐948.9μmol/L；泌尿系彩超示双肾弥漫性病变，双肾缩小，右肾8.2cm×2.6cm，左肾8.9cm×4.0cm，心脏彩超示全心增大，左室59mm，左房48mm，右房41mm，右室30mm，射血分数45%。心电图示V_1—V_3导联T波高尖，左心室高电压。诊断：①慢性肾脏病5期；②尿毒症心肌病（全心扩大）；③心功能3级。患者拒绝透析治疗，遂予以降压、护肾、排毒等保守疗法（尿毒清颗粒、科罗迪、波依定、乌拉地尔缓释片），病情改善不明显，遂至黄老处就诊。就诊时症见神清，倦怠乏力，胸闷，活动后气短明显，但尚可平卧，纳差，腰酸胀明显，夜尿4~5次，24小时尿量1 200ml左右，大便日一行，偏烂，眠可。查体：心率77次/min，血压119/59mmHg；双肺未闻及干、湿啰音；律齐，心音低钝，各瓣膜区未闻及明显杂音；腹水征阴性，无双下肢水肿；舌淡暗，苔微黄，脉沉细略弦。西医诊断：慢性肾脏病5期、尿毒症心肌病（心脏扩大，心功能3级）、高血压3级（很高危）。中医诊断：慢性肾衰。辨证分型：

心肾阳虚，瘀水互结。治法：温肾强心，利湿化浊活血。方药：淫羊藿 15g，黄芪 25g，熟地黄 15g，山药 15g，盐山萸肉 15g，牡丹皮 15g，茯苓 20g，泽泻 15g，菟丝子 15g，女贞子 15g，芡实 15g，杜仲 20g，有瓜石斛 15g，甘草 5g，大黄 5g。每日 1 剂，水煎服。服药后诸症改善。

2016 年 5 月 12 日因旅途劳累，症状加重前来就诊。症见：胸闷、心悸、纳差、恶心、口苦并口中氨味，尿量尚可，大便每日 1～2 次，质干，舌暗略红，苔黄腻，脉沉细弦。此时应以芳香化浊，清热泄浊，活血化瘀为法。方药组成：淫羊藿 15g，黄芪 25g，山药 15g，麦冬 15g，灵芝 15g，红花 15g，三七片 10g，葶苈子 10g，藿香 15g，法半夏 15g，茵陈 15g，大黄 10g，漏芦 30g，麦芽 30g，布渣叶 15g，甘草 5g。每日 1 剂，水煎服。

2017 年 3 月 6 日复诊：肌酐 667μmol/L，尿蛋白(+)，血红蛋白 96g/L，尿酸 551mmol/L。心脏彩超示全心增大，左室 52.2mm，左房 40mm，右房 39mm，右室 26mm，射血分数 61%。患者病情稳定，守方加减服用。

传统中医善于把人体当作一个有机整体，从整体出发，对疾病进行认识，而现代医学善于把人体分成各个系统，从局部出发，对疾病发生机制做出解释。而黄老在慢性心肾综合征的诊治中，通过从中医辨证思维角度出发，结合西医病理机制来对疾病进行认识，并运用现代药理研究中草药，使中西医从理、法、方、药有机地结合从而对疾病产生较好的疗效。

（卓若君　吴禹池　林启展　刘旭生　邹　川）

第八节　黄春林教授临床经验撷英

一、中西合璧，崇尚辨证

黄老教授认为，中西医学各有所长，中医之辨证施治长于整体调理，西医之诊疗，于定性定位，治疗方法虽异，但两者目的却相同。故为中医者，须吸收西医之精华，取长补短，兼收并蓄,临床才能得心应手,亦为昌盛医学之捷径。诚而中医治疗,必以辨证为前提,只有细心诊查,准确辨证,参以西医诊断,施以治疗方药,才能更好地、更快地医治疾病。如此震耳发聩之精论,常融于黄教授诊案中。

病案一 顽固心律失常案

袁某,男,76岁,退休工人。因"右侧肢体偏瘫、失语、二便失禁1天"于1986年12月14日入院治疗。经脑CT诊为"脑梗死,脑萎缩"。入院后,六次心电图均显示"Ⅱ度房室传导阻滞",心率在40~60次/min。曾用中西两法治疗:西药以ATP、辅酶A及阿托品口服等;中药以天麻钩藤饮,田七末,生脉饮,川芎嗪等治疗。病者精神意识及偏瘫稍有改善,但Ⅱ度房室传导阻滞如旧,延请黄教授会诊。查病者消瘦乏神,偏瘫失语,口开手撒,舌淡苔黄微黑而干,脉迟无力。黄老师认为,病机当属阳气虚弱、血瘀阻络;其中苔黄微黑而干,系为假象。可以温阳,补气,通瘀为原则。药用:熟附子20g(先煎),北细辛9g,炙麻黄12g,黄芪60g,川芎30g,赤芍30g,地龙干20g,川红花15g,石菖蒲15g,竺黄18g,瓜蒌皮30g。日一剂,水煎,分两次服用。三剂后,复查心电图示窦性心律,心室率维持60~80次/min,传导阻滞消失;偏瘫亦有改善;舌苔转润,黄黑苔消退,脉和缓有力。守上方善后巩固。

按语:中医辨证必须精细。本例若以"舌苔黄微黑而干"而断为热,则差矣!黄教授断其为假:盖黄黑干之苔与舌质淡、全身症状不符;且中风后张口呼吸,呼出水分,不能进食,入量不足;口服阿托品,唾液分泌减少;以及口腔清洁不佳等原因,均可致"舌苔黄黑而干",应舍舌苔而从症。本例由于辨证准确,用药果敢,取效亦快,非精细观察不能断此真情,非学贯中西者不能审治此证。

病案二 顽固心衰案

陆某某,男,49岁,个体户主。因"反复咳嗽10年,喘咳水肿2个月,加重2周",于1988年7月7日入院治疗。患者10年前患慢性咳嗽,且日渐加重,于1987年12月中旬起出现眼睑及双下肢水肿,喘咳不能平卧,心烦胸闷,心悸不宁,喉中痰鸣,咯痰黏腻起泡,纳食不进,小便短少。曾到某某医院检查诊为:①慢性支气管炎;②肺气肿合感染;③肺心病,心衰三级。已用青霉素、链霉素等抗感染治疗,症状改善不大。因而转中医诊治。查:体温37.6℃,端坐呼吸,喘息抬肩,精神萎靡,颜面、全身皮肤重度发绀,颈静脉怒张,腰臀及双下肢水肿,舌质紫红,舌苔黄黑厚,脉弦滑数,重按无力。中医辨证为:喘证,水肿。以中西医结合治疗,西药用氨苄青霉素,头孢类抗生素,氨茶碱,毛花苷丙,呋塞米等药物;中医以清热除痰,活血化瘀,利水消肿为原则。两周后,发热已退,咯痰亦减,但口唇重度发绀,腰臀下肢水肿依旧,心衰症状改善不大。遂请黄教授会诊。通过细询病情、诊察病况后,黄老师认为疗效欠佳是证施治中还有不当之处。患者痰喘发绀,口干而苦,舌苔黄黑厚腻,肺中必有痰热结无疑;然患者又有久患咳喘,精神萎靡,腰酸尿少,下肢水肿,脉沉无力等症,当为肾水泛之征。综观此病,乃属肺蕴痰热、阳虚水泛之证。治疗上,嘱西药继续应用原有抗生素以抗肺部感染;中药改清泻肺热、利水消肿为温阳化水,兼以除痰。用真武合阳和汤加减:熟附子20g(先煎),干姜10g,白芍30g,茯苓皮60g,白术30g,鹿角霜15g,炙麻黄10g,白芥子15g,肉桂3g(焗),泽泻30g,浙贝母30g,苏子25g,瓜蒌根30g,大枣15g。日一剂,服用上方一剂后,尿量从原来每日1 300ml,急增至每日3 100ml;第二、三天尿量分别为2 200ml、2 700ml。水肿逐日减轻,一周后全身水肿消除,口唇发绀明显改善,舌苔黄黑厚腻亦随之消退,病情向愈。

二、用药中肯,效法先贤

黄教授认为,中医辨证、治则、选方、用药、剂量、煎法是一脉相承,缺一不可。辨证治则虽正确,而选方、用药、剂量不配套,煎法不得法,疗效就差,甚至无效。仲景《伤寒论》正是体现这一整体思想,被历代医家尊为"辨证施治典籍"。

《伤寒论》用药剂量的折算问题,历代医家争论较多,大多以"古之一两，今之一钱"为说，张景岳有"古之一两，今之六钱"的见解，今人柯雪帆等有"东汉一两，折今 14.638 克"的考证。黄老师在大量的临床实践中认识到，景岳先生、柯雪帆氏言之有理，若以"古之一两，今之一钱"施治之，其量不足，疗效欠佳。以柴胡汤为例，仲景重用柴胡至半斤以解表退热，黄老师深悟其意，重用柴胡以治热证，确有殊功。

病案三　大剂柴胡退热案

陈某，男，30 岁，就诊时间为 1987 年 9 月 17 日。主诉：发热 13 天。病者 9 月 3 日开始"感冒"，恶寒发热，体温 38℃，服用感冒成药及退热药后，体温有所下降，但数小时后体温再度升高，如是反复发热，体温波动 38～39℃，同时伴咳嗽，痰多稍黄，口苦便秘，骨节疼痛，舌红苔黄厚腻，脉浮数。用小柴胡汤加桂枝汤：柴胡 30g，羌活 30g，干葛 30g，北杏 12g，桂枝 12g，黄芩 20g，太子参 30g，法半夏 15g，白芍 30g，白芷 12g，生石膏 30g，甘草 6g。两剂，嘱每日一剂。

9 月 19 日复诊：述服上方半小时后，汗出热退。继服一剂，便通，骨节疼痛消失。惟头晕，咳嗽，口干苦，舌淡红苔黄，脉弦。处方：柴胡 10g，太子参 30g，法半夏 15g，布渣叶 15g，黄芩 20g，前胡 15g，浙贝母 15g，北杏 12g，沙参 20g。二剂。数周后，来诊他疾，诉说服上方二剂后，精神顿爽，诸症消失。

病案四　甘温除热案

司徒某，男，43 岁，造船厂工人。因"高热两个月"于 1985 年 3 月 28 日入院。病者于 8 年前起反复寒战高热，在广州某医院诊治，经组织活检等检查，诊断为结节性动脉周围炎，以抗生素和激素治疗，症状缓解。嗣后，每次发作均需大剂量激素治疗，症状尚可解。

本次发作起于两个月前，寒战高热，午后发甚，咽痛，周身骨痛，胸闷气促，咳嗽咯痰，便秘尿黄。在本院门诊治疗未效，入院后以黄柏、知母、羚羊角、生地、忍冬藤等清热解毒，再加庆大霉素等抗生素。治疗 15 天，咽痛、咳嗽虽已清除，惟高热（39～40℃）、身痛不减。4 月 11 日，黄老师诊之，察病者虽有高热，但所苦不甚，且有消瘦乏力，短气懒言，口淡不渴，舌质淡红苔白不黄，脉数无力等证，当属气虚发热。拟补中益气汤重加柴胡：黄芪 30g，太子参 30g，白术 15g，陈皮 10g，升麻 10g，柴胡 30g，当归 15g，炙甘草 9g，日一剂，复渣再服。

病者服药当日下午，体温降至 38.7℃，第三天体温 37.8℃，第四天体温 37.3℃，第五天体温恢复正常。身痛除，胃纳增，二便如常，血沉由 80mm/H 降至 22mm/H。于 5 月 3 日病愈出院。

按语：补中益气汤为东垣名方，原方中柴胡用量不大，此处黄老师用量 30g，亦属师法先贤而不泥古之举。黄教授认为，仲景视柴胡为退热要药，《滇南本草》谓柴胡"退六经邪热往来"。本例为气虚发热，于补中益气之中加大剂柴胡，取效甚速，真可谓熔仲景、东垣两法于一炉。

三、疑难杂症，审因施治

内科疑难杂症，临床较为棘手，疗效欠佳。黄教授认为，疑难之症，在于辨证难，症或为隐约，或为兼夹甚多，病机错杂。临证若能细审病因，辨认病情，做到"谨守病机，各司其属，有者求之，无者求之"，授以方药，嘱以宜忌，每能取效。言不可活者，未得其术也。

病案五　重度贫血案

刘某，女，14 岁，中学生，因"头晕，月经过多 4 个月"就诊。病者先后在某医院多次做骨髓检查，诊为"阵发性睡眠性血红蛋白尿 - 再生障碍性贫血综合征"。诊断之后，每日用 20mg 泼尼松治疗，已 4 个月，但疗效欠佳。要求中医诊治，遂于 1986 年 3 月 14 日转本院门诊。查见病者精神萎靡，颜面虚浮，肤色苍黄，舌质淡白，舌苔黄白相兼，脉象虚数。血象：WBC 6.5×10^9/L，RBC 2.45×10^{12}/L，HB 32g/L，PLT 32×10^9/L。诊断为虚劳，证属脾肾两亏、气血不足。拟用归脾汤加减，以健脾补肾、益气摄血为原则。药用：黄芪 30g，党参 20g，白术 15g，怀山药 20g，巴戟天 18g，紫河车 30g，鹿角胶 15g，阿胶 15g，龟胶 15g（烊化），炙甘草 9g。日一剂，渣再煎服。连续服药一个月后，头晕消失，精神好转，面色改善，泼尼松减至每日 5mg。4 月 15 日复查血象：RBC 2.80×10^{12}/L，HB 98g/L，PLT 98×10^{9}/L。再服上方一个月余，精神振奋，面色转红，自觉如常人。5 月 19 日月经来潮一次，量不多，持续三天即净。血象复查：RBC 3.04×10^{12}/L，HB 119g/L，PLT 100×10^{9}/L。嘱病者停用激素，按原方服药半年，以固疗效。1988 年 2 月 14 日随访，病者已停服中西药数月，自觉无不适，精神好。血象示：RBC 4.05×10^{12}/L，HB 150g/L，PLT 180×10^{9}/L。显示疗效巩固，临床治愈。

按：虚劳系古代内科四大症之一，临床治疗尤为棘手。本案例中，黄老师审证辨因，治以脾肾并重、气血两顾之法，选用血肉有情之品，峻补真阴，取得较为满意疗效。

病案六　支气管哮喘、骨疽案

陈某，女，40 岁，因"哮喘 30 年，骨髓炎复发 1 个月"就诊。患者自十岁患支气管哮喘，终年发作，每晚需服止喘药，始能安睡。且于 1972 年患左胫中上段慢性骨髓炎，经中西医治疗好转。但于一个月前，骨髓炎复发，遂来我院门诊治疗。查见患者左胫骨局部肿痛、微热，面色苍白，疲乏无力，舌淡苔薄黄，脉沉无力。辨证为阳虚痰凝之哮喘；骨疽，部分化热。拟用阳和汤散寒，当归补血汤补益气血，加蒲公英、天花粉、皂刺、山甲清热消疽。处方：炙麻黄 9g，白芥子 12g，熟地 30g，肉桂 1.5g（焗），炮姜 9g，鹿角胶 15g（烊），黄芪 60g，当归 20g，蒲公英 30g，天花粉 30g，山甲 15g，皂刺 15g，甘草 9g。二日一剂，隔日渣再煎服。服药三个月后，左胫局部肿痛消除，哮喘不再发作，止喘药已戒除，体质改善，面色红润，精神转佳。随访十五个月，骨髓炎及哮喘疗效巩固。

按语：阳和汤，出于王洪绪《外科证治全生集》，具有温阳益气、祛痰化瘀之功。黄教授认为，哮喘之证，多系肾虚阳亏、寒痰凝滞肺窍为害，以阳和汤治之，甚合病机。在临床治疗十余例，疗效颇佳，此正是精细辨证、灵活选方之范例。

（刘长波）

第九节　黄春林教授治疗消化性溃疡经验

消化性溃疡主要指胃肠道黏膜缺损深及黏膜肌层或更深的溃疡。消化性溃疡 98% 发生在胃和十二指肠，分别称为胃溃疡（GU）和十二指肠溃疡（DU）。消化性溃疡是人类的常见病，有较高的患病率，约 10% 的人曾患此病，男性多见，本病可发生于任何年龄，但好发于青壮年。主要临床表现有节律性的上腹部疼痛，可并发上消化道出血、穿孔及幽门狭窄，少数溃疡有恶性变的可能。

黄春林教授擅长诊治内科疑难杂症，在长期的临床医疗实践中，对消化性溃疡的治疗进行深入的研究，提出消化性溃疡的现代中医治疗对策，临床治疗取得了良好效果。笔者有幸随师学习，现将其治疗消化性溃疡病经验总结如下，以飨同道。

一、病因发病学基础

根据本病的临床表现，归属于中医"胃脘痛""胃疡"等病证。病因多由情志失调、饮食不节，或因外邪侵扰、药物刺激等，使脾胃失健、胃络受损而发生溃疡。胃脘痛以胃脘疼痛为主症，可伴见饥饿不适、吐酸、嘈杂、饭后腹胀、大便不畅等症，部分可有呕血、便血等症。西医认为溃疡病的发生，在于"攻击因子增强，防御因子减弱"，防御因子敌不过攻击因子所致，与中医所述的"正不胜邪"是一致的。攻击因子主要有盐酸、胃蛋白酶、胆盐、细菌感染、乙醇及药物等。防御因子有黏膜的电屏障、黏膜分泌的黏液及重碳酸氢盐屏障、黏膜有合成前列腺素的功能、黏膜上皮有迅速的再生与修复功能及黏膜有充分的血供等。

二、现代中医治疗概要

消化性溃疡的治疗目标有缓解临床症状，促进溃疡愈合，防止溃疡复发，减少并发症。在治疗上要传承辨证施治这一精华，同时应在此基础上进行发展，现代中医治疗包括一般治疗、辨病治疗、辨证治疗、中西医结合治疗。

（一）一般治疗

消化性溃疡的一般治疗包括三个方面：精神调节，生活调节，饮食调节。精神调节方面，长期焦虑、抑郁、睡眠不足，可引起精神创伤，大脑功能紊乱，胃肠功能失调，胃黏膜受损，从而产生消化性溃疡。因此，首先要调节好精神状态，消除焦虑、抑郁，保证充足睡眠，安排好工作与生活，保持良好心态和愉快心情。生活调节方面，积极参加文体活动，如散步、跑步、登山、游泳、打拳、体操、跳舞、唱歌、绘画，以此来陶冶心性，磨炼意志，增强体质，战胜疾病。饮食方面，建立良好饮食卫生习惯，定时进食，细嚼慢咽，避免狼吞虎咽；注意营养均衡，避免过饱，采用"吃好一点，吃少一点"的办法，避免粗糙难以消化的食物，如粗粮、整粒的大豆、竹笋、泡菜等；避免过酸、过咸、过辣、过甜，以及烧烤、煎炸食品、烈酒、浓茶、损伤胃肠的药物等；食用可作食疗的中药（如人参、党参、黄芪、茯苓、灵芝等，详见第五章）。

（二）辨病治疗

1. 抗酸护胃法　过高的胃酸、过多的胃蛋白酶是造成消化性溃疡的重要原因，因此抗酸抑酶是治疗消化性溃疡的重要方法。中医习惯使用的弱碱性中药有海螵蛸、瓦楞子、凤凰衣、珍珠粉、珍珠母、煅龙骨、煅牡蛎等。现代研究表明，人参、党参、茯苓、苍术、甘草、延胡索、大黄、黄柏、山栀子、吴茱萸以及陈皮、桔梗等对幽门结扎型溃疡有抑制作用。丹参、延胡索、沙棘等对利血平损伤型溃疡有抑制作用。甘草、延胡索、苍术、五味子提取物等对组胺型溃疡有抑制作用。丹参的有效成分（丹酚酸 A）以及黄当归醇和丹参素的抑酸机制则是通过抑制质子泵（H^+-K^+-ATP 酶）而实现的。当归、丹参、柴胡等对细胞膜的钙通道有不同程度的抑制作用。常用的抗酸护胃中成药有安胃片、乌贝散、复方陈香片、胃康胶囊、胃痛宁片、黄芪建中丸、胃乃安胶囊等。

2. 抑酶护胃法　胃蛋白酶只有在酸性较强的环境中才能水解蛋白质，攻击胃、十二指肠黏膜。随着 pH 值升高，胃蛋白酶的活性相应降低，当 pH 升至 6 以上时，此酶即发生不可逆的变性而失去活力。因此，只要有效地控制胃酸，就有可能降低胃蛋白酶对黏膜的损伤作用。抑酶护胃中药有苦杏仁、大黄、黄柏、柴胡等，在抑制胃酸的同时，对胃蛋白酶亦有抑制作用。

3. 抑菌护胃法　幽门螺杆菌（HP）是消化性溃疡的重要致病原因，也是消化性溃疡难以治愈的原因，因此抑杀 HP 是治疗消化性溃疡的重要手段。抑菌实验表明，黄连、黄芩、大黄、桂枝、紫花地丁、玫瑰花、土茯苓、乌梅、山楂以及延胡索、厚朴、三七、蒲公英等对幽门螺杆菌有一定抑制作用。抗 HP 中成药有胃复春片、复方田七胃痛胶囊、锡类散、荆花胃康胶丸等。

4. 胃、十二指肠黏膜保护法　人参、党参、苍术、甘草、鹿茸、五加皮、白及、柴胡、延胡索、蒜、苦参、桔梗、瓜蒌、五味子、丹参、珍珠粉、海螵蛸、灵芝等中药对药物引起的胃黏膜损伤、溃疡有一定的抑制作用。其胃黏膜保护作用的机制，很可能是通过促进胃黏膜合成前列腺素来实现的。

5. 受损黏膜的修复法　中药人参、苍术、丹参、五灵脂以及锡类散等能够改善胃、十二指肠黏膜的微循环，有利于溃疡的愈合。表皮生长因子（EGF）是由唾液腺、十二指肠腺、胰腺等组织分泌的一种多肽，对多种组织有促进增殖和刺激 DNA 的合成的作用，也有抑制胃酸、保护胃黏膜、促进溃疡愈合的作用。益气健脾、活血生肌的中药是否能促进 EGF 的产生，有待于研究。常用的胃肠黏膜保护 - 修复中成药有锡类散、复方田七胃痛胶囊、胃泰胶囊、安胃片、甘草锌片颗粒、安胃疡等。

6. 胃肠运动调节法　胃溃疡患者胃运动功能障碍主要包括两个方面：一是幽门括约肌功能异常；二是胃排空延缓。这与中医所说的"脾气虚弱，运化无力"相吻合。胃溃疡患者如有胃动力不足、胃排空减慢所致的腹胀、嗳气、反胃、纳食不进等表现，中医称之为脾虚气滞，可在健脾的基础上配合使用胃肠动力促进药。实验表明，木香、乌药、小茴香、八角茴香、桂枝、肉桂、苍术、鸡内金等中药有促进胃排空的作用。十二指肠溃疡患者如有胃排空加快、消谷善饥、饿则脘痛等症状，可配合使用胃肠动力抑制药，以减慢胃排空。大黄、吴茱萸、藿香、草果、佛手、青皮、陈皮、花椒、高良姜等中药有抑制胃排空的作用，可供选用。影响胃肠运动的中成药有舒肝和胃丸、香砂六君（子）丸、砂仁养胃丸、藿香正气丸、枳实消痞丸、木香顺气丸、半夏泻心汤。

7. 脑-胃（肠）调节法　近代研究表明"脑-肠肽"就是大脑与胃肠之间内在联系的物质基础之一。长期的紧张、失眠、抑郁、焦虑、怨恨等不良精神刺激可以诱发消化性溃疡病。传统中医把这种因焦虑、抑郁、失眠所造成的皮质-内脏功能紊乱、脑-胃（肠）之间的不协调所致的消化性溃疡称之为"肝胃不和""心脾两虚"，可辨证治之。

疏肝和胃中药主要有柴胡、白芍、郁金、香附、延胡索、紫苏、丁香、佛手、灵芝、百合、合欢花、素馨花、玫瑰花、灵芝等。常用的中成药有舒肝和胃丸、舒肝健脾汤、舒肝丸、舒肝颗粒等。

补益心脾中药主要有人参、党参、太子参、茯神、白术、山药、莲子、百合、灵芝、益智仁、芡实等。常用的中成药有归脾丸（汤）、参苓白术散、人参健脾丸等。

（三）辨证治疗

消化性溃疡证候表现多虚实夹杂，治疗时常需标实兼顾。治标常以疏肝理气、清热化湿、活血化瘀为主；治本以健脾益气、养阴益胃为主。辨证用药情况如下。

1. 肝胃不和证　治以疏肝理气，和胃止痛。方选柴胡疏肝汤加减：制香附 15g，白芍 12g，枳壳 12g，柴胡 12g，砂仁 10g（后下），素馨花 10g，郁金 10g，延胡索 15g，甘草 8g，麦芽 20g，海螵蛸 15g。

2. 脾胃湿热证　治以疏肝泄热，和胃止痛。方选三黄泻心汤合左金丸加减：黄芩 15g，川楝子 10g，黄连 9g，大黄 6g，石菖蒲 10g，蔻仁 10g，藿香 12g，延胡索 15g，甘草 8g，布渣叶 12g，海螵蛸 15g。

3．脾胃虚寒证　治以补益脾胃，散寒止痛。方选香砂六君汤加减：党参20g，茯苓15g，白术12g，炙甘草9g，海螵蛸15g，益智仁10g，白及15g，砂仁10g（后下），广木香12g（后下）。

4．脾胃阴虚证　治以养阴清热，和胃止痛。方选沙参麦门冬汤加减：沙参15g，麦冬12g，玉竹18g，怀山药15g，莲子15g，石斛15g，白及12g，延胡索12g，牡丹皮12g，珍珠粉0.3g（冲服），甘草8g。

5．瘀血阻络证　治以活血化瘀止痛。方选失笑散合丹参饮加减：木香9g（后下），田七末3g（冲服），丹参15g，延胡索15g，甘草6g，砂仁9g（后下），石斛15g，鸡内金12g。

除了上述常见的基本证型外，还会有相互错杂的证型出现，临床上应灵活应用。

（四）消化性溃疡病的中西医结合治疗

消化性溃疡缓解期，通常采用中医综合治疗，以健脾益胃为主；消化性溃疡活动期，特别是合并大出血、幽门梗阻、穿孔及癌变时，通常需要中西医结合治疗。如出血药患者，重用抑酸法，同时加入止血的中药，例如大黄、蒲公英、小蓟、地榆、山栀、田七、白及等。幽门梗阻的患者，不严重者选择对症中药，例如呕吐者，可选加法半夏、生姜、藿香、苏梗、丁香、竹茹、连翘等；腹胀、腹痛者，可选加对胃肠动力有双向调节作用的中药，例如木香、砂仁、枳壳、枳实等，以增强胃动力与解除幽门痉挛。对于幽门梗阻严重者，则采用静脉输液，纠正水与电解质平衡失调；禁食，停留胃管，连续抽吸胃内容物，每晚用温生理盐水洗胃，以解除胃潴留，恢复胃张力。消化性溃疡急性穿孔者，应立即禁食，维持水与电解质平衡，控制感染；如病情继续发展，腹痛不止，腹膜炎加重，则应紧急外科手术治疗。消化性溃疡有癌变倾向者，应积极采取胃镜检查，一经确诊，首选手术，术后再用中医药调理治疗。

三、总结

消化性溃疡的发病原因是多方面的。黄教授认为，消化性溃疡从中医学证候角度来看,主要有肝胃不和、脾胃湿热、脾胃虚寒、脾胃阴虚、瘀血阻络等五种证型,可据此进行辨证施治。针对消化性溃疡辨病治疗可有抗酸护胃法、抑酶护胃法、抑菌护胃法等七种方法。黄教授在临床工作中,根据患者的具体情况加之运用,从而解除患者的疾苦,常取得显效。

(李新梅　邱思婕)

第五章

养生调摄

养生，又名摄生、道生、保生等，是指根据生命发展的规律，采取保养身体，减少疾病，增进健康，延年益寿等措施而进行的一种健身益寿活动，也是老年病医学重要的组成部分。中医养生理论源远流长，《黄帝内经》形成了比较系统的养生调摄的理论，并记载了许多具体方法，后经历代医家的不断发展，中医养生调摄理论已应用广泛，方法众多，深入人心，显示了中医独特的魅力。黄春林教授在临床工作中，十分重视养生，除给予药物外，黄教授也不断指导患者树立正确养生观念，以预防为主，方得长寿人生。本章从饮食调摄、运动调摄、情志调摄等几个方面探讨老年养生之道。

第一节 中医饮食调养

疾病的发生发展和治疗方法、饮食营养有着十分密切的关系。《素问·藏气法时论》首先提出了"毒药攻邪，五谷为养，五果为助，五畜为益，五菜为充"的食疗方法。唐代名医孙思邈指出"夫为医者，当须先晓病源，知其所犯，以食治之，食疗不愈，然后用药"，把食疗作为治疗疾病的重要手段。黄教授指出，老年患者病情复杂，多病共存，饮食调养应有的放矢。建立良好的饮食调养习惯，对老年人疾病防治、养生保健有积极的意义。

一、老年人的脾胃功能特点

黄教授指出，老年人脾胃功能有其特点。由于老年人脏气不足，脾胃阴阳不足，脾失健运，脾胃失和，容易病及胃、肠，其本在脾，以脾气虚为主，兼有阴虚、阳虚，日久可发展为因虚夹邪之证。脾胃升降功能失常，气机不畅可致痞满、胃痛。小肠化物、分清泌浊功能发生障碍而致泄泻。大肠受脾统摄，脾阳虚弱，统摄失司，常见腹胀、便溏或久泻久痢；脾阴不足，大肠津液缺乏，常见便秘或排便不畅。

人至老年，情感易激，肝郁不疏，加之老年人素体脾胃虚弱，肝气乘虚侵犯，脾胃运化失常。肾为先天之本，脾为后天之本，脾的健运有赖于肾阳之温煦，老年人肾精衰少、肾阳不足，则脾失温煦而运化失职。因此，在调理脾胃功能的同时，应以健脾益气为主，同时佐以疏肝、温肾等法参合运用。

二、老年人的饮食调养原则

黄教授十分重视老年人的饮食调养。结合《2016 中国居民膳食指南》，黄教授指出老年人饮食应有节、均衡，还应兼顾饮食宜忌和卫生。

老年人饮食应合理选择，简言之应符合"三多三少"。三多是指蛋白质多、维生素多、膳食纤维素多；三少是指脂肪少、糖少、食盐少。老年人应当多吃蛋白质丰富的鱼、蛋、奶、瘦肉以及豆制品，同时也要多吃绿色蔬菜和水果，饮食尽量清淡，不要过咸及油腻。老年人一日三餐要有规律，定时定量进餐。每顿饭保持七八分饱即可，并且要细嚼慢咽，食物要温热、熟软。

在安排膳食时，要注意不同种类食物的搭配，要均衡和多样化。在谷类中注意粗细搭配、鱼与肉搭配、水果与蔬菜搭配、奶与豆类、谷类搭配、植物油与动物油搭配，以满足人体营养的需要。另外还必须注意同类食物也应多样化，例如猪肉与禽肉的互换、鱼虾互换、牛奶与羊奶以及与不同奶制品（酸奶、奶粉、奶酪）的互换。

黄教授指出，在饮食中应注意微量元素的摄入。有一些中药含有较丰富的微量元素，可以根据不同情况选择使用，如黄芪、地龙含硒较多，莪术、白术以及四物汤含锌较高，虎杖以及四君子汤含铜较高，人参、黄芪、白术、当归、阿胶、熟地、何首乌、黄精、鹿茸等含一定量的铁。

黄教授依据不同年龄、性别、体质、饮食习惯以及不同的病证，指导患者选择不同的食物以及中药材制成美味可口的食品，用以保健强身、防病治病。首先要了解食品的寒热属性，才能根据辨证、体质有所忌宜，尤其需要了解具有滋补作用的中药与食物。

三、常用滋补药食

（一）滋阴类

滋阴药膳常选用的中药有生地、干地黄、黄精、桑椹、女贞子、枸杞子、玄参、天冬、麦冬、沙参、玉竹、石斛。选用的食物主要有甲鱼、乌龟、燕窝、银耳、海参、雪梨、荸荠、竹蔗汁。滋阴药膳的功用是养阴增液，生津止渴，清热除烦。适用于素体阴液不足或久病耗阴所致的肢体羸瘦、面容憔悴、口燥咽干、虚烦不眠，甚则骨蒸盗汗、呛咳无痰、颧部发红、梦遗滑精、腰酸背痛等症。滋阴药膳多甘寒滋腻，凡脾胃虚弱、痰湿内阻、腹满便溏及适逢外感者，均不宜用。

（二）壮阳类

壮阳药膳常选用的中药有附片、干姜、肉桂、鹿茸、鹿角胶、巴戟天、肉苁蓉、川杜仲、胡桃仁、海马、菟丝子、蛤蚧、淫羊藿以及牛鞭、鹿鞭及动物肾（睾丸）等。选用的食物有羊肉、狗肉、鹿肉、公鸡、鹌鹑、鸽、虾、韭菜等。壮阳药膳的功用是壮阳补肾，温肾散寒，益精补血。适用于性功能低下、遗精早泄、腰膝酸软、畏寒肢冷、食少便溏等症。壮阳药膳温热性燥，凡热性病、阴虚内热证、痈疽疮毒等患者均不能食用。此类药膳以冬季食用为佳。

（三）益气类

益气药膳常选用的中药有人参、党参、黄芪、怀山药、大枣等。选用的食物有鸡、鱼、猪肉、鹌鹑等。益气药膳的功用是益气补中，健运脾胃，补虚劳。适用于肺脾气虚的气短咳喘、乏力神疲、食少纳差、久病脱肛等症，以及年老体弱者。此类药膳为补益之品,不宜一次食用太多,宜少量久食;身体羸弱之人更需防虚不受补。凡实证、热证、外感病症初期等不可服用。

(四)补血类

补血药膳常用的中药有当归、熟地、何首乌、黄精、阿胶、白芍、川芎、枸杞子、鸡血藤以及人参、党参、黄芪等。选用的食物主要有羊肉、猪肉、牛肉、鸡、鸭等。适用于血虚所致的面色无华、神疲乏力、头昏眼花、心悸失眠、月经失调等症。此类药膳多属滋腻之品,故实热及痰湿中阻、外感发热者不可食用,以防恋邪。

(五)养心安神类

养心安神药膳常选用的中药有龙眼肉、大枣、柏子仁、酸枣仁、莲子、百合等。选用的食物主要有猪心、羊心等动物的心脏。适用于思虑过度、劳伤心脾、暗耗阴血所致的心悸怔忡、健忘失眠、多梦易惊、体疲无力、遗精淋浊等症。此类药膳多为味厚气薄之品,性滋腻,因此湿热病证或痰湿中满者不可食用,以防留邪。且神志不宁之患者,与精神因素关系密切,因此应注意与精神疗法、体育锻炼等配合,以收到更好的效果。

(六)补肺类

补肺药膳常选用养肺阴的中药有银耳、麦冬、天冬、玉竹、燕窝、沙参、冬虫夏草、川贝母、梨、银杏、百合、核桃仁等。选用的食物主要有猪肺、鸭肉、猪瘦肉、鸡肉、甲鱼、黑鱼等。适用于肺阴虚之干咳少痰、鼻咽干燥,甚或咳血、音哑等症。养肺阴类药膳性多滋腻柔润,易致留邪,因此凡脾胃虚弱、痰湿内阻、胸闷食少、腹满便溏者不宜食用。

(七)养肝明目类

养肝明目药膳常选用的中药有枸杞子、蕤仁肉、菊花、木贼草、夜明砂、谷精草、银耳、桑椹、白芍、蝉花、青葙子等。选用的食物主要有猪肝、羊肝、兔肝、鸡肝等动物的肝脏。适用于肝阴不足、头目失养之头晕目眩、视物昏花,或双目胀痛、干涩,又或夜盲、青盲等症。此类药膳多寒凉滋腻,每易助湿生痰,因此居处潮湿或湿热之地者,不宜多服,恐助其湿;正虚而外邪未尽者,不能单纯使用滋肝明目药膳,以免留邪为患,应先祛邪,或扶正与祛邪同用;凡脾胃虚弱,经常泄泻之人不宜服用。

(八)补肾益精类

补肾益精药膳常选用的中药有枸杞子、核桃仁、山茱萸、冬虫夏草、熟地黄、山药、芡实、女贞子、燕窝、菟丝子、桑椹子、鹿角胶、龟胶、鱼胶、杜仲、狗脊等。选用的食物主要有动物的肉、肾(睾丸)、鞭、脑髓等。适用于肾精亏虚之耳鸣耳聋、牙齿动摇或疼痛、午后潮热、盗汗、腰膝酸痛、多梦遗精、发焦脱落、性功能减退或低下等症。此类药膳多味厚甘润滋腻之品,故外感实热、痰湿水饮及胃纳脾运不佳者不宜食用。

(九)健脾开胃类

健脾开胃药膳常选用的中药有山药、茯苓、扁豆、豆蔻、山楂、莲肉、陈皮、砂仁等。选用的食物主要有猪瘦肉、鸡肉、鱼、猪肚(胃)、猪胰、鸭肉等。健脾开胃药膳的功能是健脾益气,消食开胃,帮助消化,增进食欲。适用于脾胃虚弱,食少难消。外感病症初期、实热病证等不宜食用。此类药膳宜温吃,不宜冷吃。

(十)强筋壮骨类

强筋壮骨药膳常选用的中药有鹿角、鹿茸、杜仲、巴戟天、补骨脂、菟丝子、肉苁蓉、续断、黄芪、蛇、桑寄生、五加皮等。选用的食物主要有动物的骨、筋、肾、肉、尾等。适用于肾虚所致的腰脚痿软酸痛,筋骨无力、麻木疼痛,腰脊劳损,小儿骨软行迟,以及骨外伤后的恢复等。此类药膳多为温燥之品,故阴虚火盛者不宜食用。

(十一)润肤泽容类

润肤泽容药膳常选用的中药有何首乌、胡桃、红枣、山药、莲子等。选用的食物主要有燕窝、牛奶、蛋、兔肉、猪肉,以及冰糖、蜜糖、芝麻等。适用于脾胃虚弱、气血不足所致的容颜憔悴、皮肤皱纹、粗糙老化、须发早白、神疲懒言、雀斑等症。此属补益类药膳,故实邪未尽者不宜服用,以免留邪。

(十二)乌发固齿类

乌发固齿药膳常选用的中药有首乌、黑芝麻、桑椹子、枸杞子、菟丝子、补骨脂、怀山药等。选用的食物主要有核桃肉、花生、鸡蛋、蜂蜜等。乌发固齿药膳的功用是补肝肾、益精血。适用于肝肾不足、气血亏虚所致的须发早白、牙齿松动、腰膝酸软、头昏眼花等症。乌发固齿药膳多味厚滋腻，故脾虚便溏、腹泻、湿盛中满者不可服用，以免恋邪为患。

（十三）抗癌类

抗癌药膳常选用的中药有人参、黄芪、紫河车、首乌、茯苓、土茯苓、薏仁、银耳、冬虫夏草、沙参、天冬、百合、田七、丹参、海带。选用的食物有龟、甲鱼、冬菇、木耳等。有些没有抗癌作用的药物、食物，但可以增强体质、改善症状、减少痛苦，亦可选用，如怀山药、莲子、芡实、天麻等中药，以及猪肉、鸡肉、鸡"肾"（胃）、鸭"肾"（胃）等食物。

四、老年常见疾病的饮食疗法应用举例

（一）高血压

具有降压作用而又可作为饮食辅助治疗的食物及中药有：芹菜、油菜、生菜、菠菜、紫菜、干黄花菜、香菇、木耳、茭笋、茶叶、海带、海蜇、夏枯草、菊花、乌梅、山楂、玉竹、葛根、胖大海、川杜仲、桑寄生、桑椹子、枸杞子、冬虫夏草、当归、川芎、大枣、三七、车前草等。可将这些中药与食物做成可口的食品或饮料，以配合药物治疗。应用举例如下。

1. 桑寄生红枣茶　桑寄生30g，红枣5枚，加水适量代茶饮。适用于高血压血虚者。

2. 夏桑菊冲剂（中成药）　每日3次，每次1包，水冲服。适用于高血压肝阳偏亢者。

3. 沙葛或芹菜炒肉片　沙葛120g或芹菜100g，瘦猪肉或兔肉或鱼肉50～75g，加适量油盐共炒至熟。适用于高血压肝阳偏亢者。

4. 老葛或西洋菜250g，瘦猪肉100g，罗汉果1/3只，共煲汤。油盐调味。适用于高血压伴口干头眩、咽痛不适之阴虚阳亢者。

5.绿豆莲子粥　绿豆 25g，莲子 25g，大米 50g，加水适量煮成粥，加油盐或糖少许调味。适用于高血压肝阳偏亢者。

6.天麻炖鱼头　天麻 10g，鳙鱼头 1/2 只，生姜 2 片，大枣 2 枚，水 1 碗，炖熟，油盐调味。适用于高血压眩晕头痛风阳上扰者。

（二）心力衰竭

饮食宜易于消化，富于营养，例如鳙鱼、花斑鱼、甲鱼、兔肉、猪瘦肉、母鸡肉等。少食多餐，多食水果蔬菜。忌食肥腻、难消化的食物，如动物内脏、蛋黄、墨鱼、章鱼等高脂食品；忌食辛辣刺激物品，以及浓茶、咖啡等，戒烟戒酒。适当限制食盐，心衰水肿者食盐可限制在 2～5g，对含盐高的食品，例如咸菜、咸蛋、咸肉、酱油等亦应限制。

可作饮食治疗的中药材有人参、西洋参、党参、黄芪、灵芝、茯苓、莲子、山药、冬虫夏草、地黄、黄精、麦门冬、沙参、玉竹、百合、陈皮、当归、川芎、三七、天麻、杜仲、薏苡仁、车前草、荠菜、茅根、葫芦、山楂等。可将这些中药材与食物配合，以作食疗。举例如下。

1.人参制品　人参含片，每日 1～2 粒，每日 3 次；人参冲剂或西洋参，每次 1 小包，每日 3 次。适用于本病证属心气虚者。

2.人参麦门冬炖鸡　人参 5～10g，麦门冬 15g，大枣 3 枚，母鸡肉 100g，水 1 碗，用瓦盅隔水炖熟。适用于本病证属心气阴两虚者。

3.莲子冬虫夏草炖猪心　莲子（不去心）30g，冬虫夏草 5～10 条，炖猪心 1/3 只，水 1 碗，用瓦盅隔水炖熟。适用于本病见心悸、脉律不整者。

4.冬瓜鲤鱼赤小豆汤　冬瓜 150g，赤小豆 30g，薏苡仁 30g，鲤鱼 1 小条，水适量，煲汤，少许油盐调味食。适用于本病水肿者。

（三）心绞痛

膳食中的总热量要控制，尤其对超重及肥胖者要严格限制。采用低脂肪、低胆固醇、低钠饮食，特别应避免食用动物性脂肪及动物内脏、蛋黄、虾蟹、墨鱼等含高胆固醇的食物。宜多食水果、蔬菜、豆类及豆制品，保证有足够的蛋白质及维生素、纤维素摄入。冠心病患者进餐不宜过饱，以减轻心脏负担，防止心绞痛发作。

可以作饮食治疗的中药材及蔬菜有人参、西洋参、党参、麦门冬、何首乌、冬虫夏草、女贞子、黄精、杜仲、当归、川芎、丹参、三七、佛手、粉葛、银耳、木耳、山楂、白果、绞股蓝、海藻、昆布、紫菜、芹菜、生菜等。可将这些中药材与食物一起制作成可口的食品以供食用。

1. 首乌汁（保健食品） 每次 20ml，每日 3 次。适用于本病高脂血症者。

2. 山楂饼或糖渍山楂果 适用于本病高脂血症者。

3. 绞股蓝袋泡茶 适用于本病高脂血症者。

4. 参七炖鸡 人参 6g，三七粉 3g，鸡肉 75g，水 200ml，放入瓦盅隔水炖熟，油盐调味食用。适用于本病证属气虚血瘀型者。

5. 粉葛煲汤 粉葛（去皮、切片）200g，猪瘦肉 75g，水适量煲汤，油盐调味，分次饮服。适用于本病心痛、血压偏高者。

6. 白果核桃粥 白果 12 粒，核桃肉 30g，大米 40g，水适量煲粥，油盐调味。适用于本病血脂升高者。

（四）高脂血症

可以用作食疗的中药及食物有人参、何首乌、黄精、女贞子、杜仲、枸杞子、核桃仁、沙苑子、玉竹、灵芝、当归、绞股蓝、丹参、桃仁、海藻、陈皮、布渣叶、菊花、金银花、桑寄生、葛根、决明子、沙棘、银耳、芝麻、洋葱、大蒜、茶叶等。

1. 山楂粥 山楂 30～45g（或鲜山楂 60g），粳米 100g，砂糖适量。将山楂煎取浓汁，去渣，与洗净的粳米同煮，粥将熟时放入砂糖，稍煮一二沸即可。可做点心热服。此粥可降压通便，降血脂，清肝明目。适用于血脂异常，或伴大便不通者。

2. 菊花决明子粥 菊花 10g，决明子 10～15g，粳米 50g，冰糖适量。先将决明子放入砂锅内炒至微有香气，取出，待冷后与菊花煎汁，去渣取汁，放入粳米煮粥。粥将熟时，加入冰糖再煮一二沸后，即可食用。此粥可健脾胃，助消化，降血脂。适用于高脂血症、高血压、冠心病，以及食积停滞、肉积不消。

3. 冬瓜海带汤　冬瓜 200g，海带 50g。将冬瓜洗净，去瓤籽，连皮切成块；将海带先蒸半小时，用苏打粉少许，搓后放入清水中泡 2 小时，捞起切成丝；将冬瓜块和海带煮成汤，起锅后加米醋少许。吃冬瓜、海带，喝汤。本方有降血脂和减肥的功效，尤其有降甘油三酯的作用。适用于高甘油三酯血症或合并肥胖者。

4. 黑豆粥　黑豆 30g，粳米 50g。将淘洗后的黑豆与粳米一齐下锅，加水 500ml，先大火煮沸，再改小火煮至烂熟即成。最好不放油、盐等调料。可早、晚做主食食用。适用于高脂血症、高脂血症合并动脉粥样硬化。腹胀者每天只服一次。

5. 木耳豆腐　黑木耳 6g，豆腐 200g，生姜粒 5g，葱花 5g，精盐 1.5g。将黑木耳泡发去杂质；锅中放花生油 15g，烧热后下姜、葱花炒香，再下黑木耳炒匀，放豆腐块，加盐，大火煮 5 分钟即成。佐餐食用。本方降甘油三酯效果明显，与葱、姜相配，还有活血化瘀功效，可防止血栓形成。适用于高甘油三酯血症。

（五）胃溃疡

胃溃疡多为"邪盛正衰，正不胜邪"所致。平时应注意饮食卫生，避免病从口入。

1. 可作饮食治疗的中药有　党参、茯苓、鹿茸、当归、小茴香、蒲公英、肉桂、玫瑰花、土茯苓、乌梅、三七、黄芪、金樱子、黄精、枸杞子、陈皮、花椒、贝母、生姜、大蒜、砂仁、鸡内金、金银花、罗汉果、凌霄花、益智仁、佛手、金樱子、冬虫夏草等。

2. 食疗方

（1）人参炖鸡：人参 6g，鸡肉（去皮）75g，生姜 2 片，蜜枣 1 枚，油盐调味，加水大半碗，用盅隔水炖熟。饮汤吃肉。冬天以高丽人参或东北人参为好，夏天以西洋参较佳；没有人参可用党参 15g 代替，或用黄芪 15g，或鹿茸 5g，或冬虫夏草 10g，或枸杞子 15g。适用于消化性溃疡病静止期，身体虚弱，没有热象者。

（2）胡椒煲猪肚：胡椒（不打烂）10 粒，猪肚（胃）100g，水适量煲汤，油盐调味。饮汤食肉。适用于溃疡病静止期，有胃寒表现者。

（3）蒲公英罗汉果茶：蒲公英 20g，罗汉果 1/4 个，加水适量代茶饮。适用于溃疡病并幽门螺杆菌感染而有胃热表现者；若溃疡病有外感风热者，可在此基础上加银花 15g，浙贝 15g，煎煮代茶。

（4）鸡蛋姜汤：生姜 30g，捣烂如泥，用花生油适量煎炸至微黄，加入鸡蛋（或鸭蛋）一只，煎成荷包蛋，用水大半煮沸，再加生葱一条（切碎）即可，饮汤吃蛋。适用于溃疡病胃寒，或溃疡病非活动期而感冒风寒者。

（六）糖尿病

饮食治疗是各种类型糖尿病治疗的基础，一部分轻型糖尿病患者单用饮食治疗就可控制病情。

1. 可作食疗的降糖中药　如人参、怀山药、白术、茯苓、灵芝等益气健脾中药；黄精、地黄、桑椹子、枸杞子、山萸肉、女贞子、芝麻等补肾中药；麦冬、玉竹、石斛等养阴中药；葛根、夏枯草等清热中药；薏苡仁、玉米须、葫芦、赤小豆等利湿中药。此外，苦瓜、南瓜、番石榴、黄鳝、猪胰等食物对降糖亦有一定的辅助作用。

2. 食疗方

（1）北京茯苓膏（不含糖者）。

（2）南瓜饼：南瓜煮熟，做成饼。

（3）怀杞炖猪胰：怀山药 5 片，枸杞子 15g，猪胰 75～100g，水 1 碗，共放入参盅炖熟，油盐调味。

（4）黄鳝炒苦瓜（或沙葛）：黄鳝 50～100g，苦瓜（或沙葛）150g，共炒，油盐调味食。

（七）高尿酸血症

尿酸是嘌呤代谢的最终产物。嘌呤核苷酸代谢异常导致尿酸生成过多和（或）尿酸排出过少，致使血尿酸浓度增高的现象。

即血尿酸浓度男性＞420μmol/L（7mg/dl），女性＞357μmol/L（6mg/dl），无器官损害的称无症状性高尿酸血症。高尿酸血症可引起痛风性关节炎、痛风石、高尿酸性肾病。

治疗高尿酸血症，饮食控制是关键，严格戒酒，避免高嘌呤食物，减肥、降脂，适当控制蛋白入量。多食新鲜水果、蔬菜；多饮水，碱化尿液。避免紧张、过劳、受冷、受湿及关节损伤等诱因。

1．可作食疗的中药有　山药、生姜、大蒜、海参、土茯苓、薏苡仁、决明子、车前草等可消减尿酸；金银花、菊花、葛根、芦根等可解热镇痛；百合、干黄花菜等具有秋水仙碱样作用等。

2．食疗方

（1）龟苓膏、海藻膏、八宝粥（保健食品）、牛奶、麦片。

（2）车前草决明子茶：车前草20～30g，决明子15～25g，罗汉果（1/5个）或白糖少许，水煎适当，代茶饮。

（3）冬瓜苡米粥：冬瓜150g、薏苡仁30g、大米30g，加水适量煲成粥，油盐调味或加入白糖。

（4）沙葛或芹菜炒生鱼片：沙葛或芹菜150g、生鱼50g，切片后油盐共炒。

（5）百合苡米炖椰子：鲜椰子去壳取汁、取椰子肉（切薄片），放入百合20g、薏苡仁30g，煲熟，油盐调味成汤，或加入少许冰糖成甜水。

（八）哮喘

哮喘病位在肺，多因感受外邪，壅阻肺气，气不布津，脾失健运，聚液生痰，痰浊内生而发哮喘。或先天禀赋不足，久病体虚，肾元亏虚，肾失摄纳，发为哮喘。因此临床上哮喘缓解期药膳疗法常以固肺、健脾、益肾、除痰定喘。

1．可以作为饮食治疗的药材与食物　杏仁、紫苏、生姜、罗汉果、百合、白果、川贝母、枇杷果、核桃、青皮、陈皮、佛手、丁香、胡椒、椒目、人参、茯苓、山药、莲子、芡实、当归、黄芪、川芎、冬虫夏草、蛤蚧、紫河车、淫羊藿，以及竹丝鸡（乌鸡）、鹌鹑、乳鸽、鹧鸪、斑鸠、羊肉、猪肺等。

2．食疗方

（1）冬虫夏草炖鸡：冬虫夏草 5～10g，乌骨鸡（又称竹丝鸡）10～75g，生姜 3 片，蜜枣 1 枚，水 200～250ml，加盐油调味，文火炖 2 小时，饮汤食肉。治疗哮喘缓解期肺肾不足，出现气促不足以息，气短咳嗽不多，无痰，舌红少苔患者。

（2）人参蛤蚧散：吉林参 2.5g，蛤蚧 1 对，紫河车 75g，按此比例研细末，装瓶备用，每日服 1～3 次，每次 1.5～3g。治疗哮喘缓解期肺肾阴虚不足，出现气促，动则加剧，自汗盗汗，说话中气不足，伴腰膝酸软等症。

（3）当归生姜羊肉汤：当归 15g，生姜 3 片，羊肉 100～150g，水适量煲汤，盐油调味，饮汤食肉。治疗哮喘发作缓解期气血不足，出现气促懒言，面色苍白，唇色淡白，胃纳呆滞，大肉瘦削等症。

（4）胡椒煲猪肚：胡椒 10 粒，猪肚（猪胃）100～150g，水适量，煲汤，盐油调味，饮汤食肉。治疗哮喘缓解期脾胃虚寒，出现口不渴，痰白清稀，舌淡苔白，脉象弦滑等症。

五、广东凉茶的使用

广东凉茶是茶疗药膳的一部分。广东人饮凉茶的历史，可以追溯到清朝道光年间，一姓王名阿吉的广州人，在西关开了一间凉茶铺。从此"王老吉"成了凉茶的代名词，并流传开来。

凉茶可以清热泻火、养阴润燥，用以防治实热证、燥热证、阴虚证。这是一种很好的保健防病的方法。黄教授在临证中除给以辨证处方之外，也经常指导患者中医调养，正确选用凉茶。

（一）可以作为广东凉茶的中药材

作为食疗使用的中药应该具备三个基本条件：一是无毒，二是可食，三有辅助治疗作用。

1．清热药　金银花、菊花、野菊花、蒲公英、板蓝根、大青叶、鱼腥草、马齿苋、岗梅根、土牛膝、橄榄、木蝴蝶、胖大海、绿豆、桑叶、葛根、薄荷、竹叶、竹卷心、莲子心、夏枯草、决明子、独脚柑、大蓟、小蓟、槐花、地榆、鸡冠花、益母草、狗肝菜、塘葛菜、贝母、桔梗、竹沥、昆布、海藻、蕹菜、枇杷果、罗汉果等。

2.祛湿药　茵陈、金钱草、溪黄草、垂盆草、鸡骨草、车前草、土茯苓、荠菜、葛根、茯苓、茯神、茯苓皮、薏苡仁、赤小豆、冬瓜皮、玉米须、葫芦、扁豆、广藿香、砂仁、佩兰、香薷、白豆蔻、草豆蔻、草果等。

3.养阴药　怀山药、扁豆、芡实、莲子、沙参、玉竹、石斛、天冬、麦冬、蕤仁肉、黄精、枸杞子、桑椹、银耳、龟甲、鳖甲、乌梅、西洋参、生晒参、白参、人参叶、太子参等。

（二）部分常用的广东凉茶的介绍

广东凉茶品种繁多，详见表5-1-1，以参考选用。

表5-1-1　常见广东凉茶与组成功效

病证	凉茶名称	组成	功效
感冒	绿菊茶	绿豆、菊花、茶叶等	疏风、清热解毒
	桑菊枇杷茶	桑叶、菊花、枇杷茶等	疏散风热、润肺止咳
	夏桑菊	夏枯草、桑叶、菊花等	清肝明目、疏风散热、解疮毒
	阴虚感冒茶	玉竹、淡豆豉、桔梗、青蒿、白薇、甘草等	滋阴解表
流感	银板流感茶	金银花、板蓝根、大青叶、贯众、岗梅根等	清热解毒、抗流感
中暑	荷叶扁豆茶	荷叶、扁豆等	清暑利湿
	祛湿茶	木棉花、灯芯花、萆薢、薏苡仁、扁豆、莲蓬等	清暑热、利湿滞
	银荷解暑茶	金银花、荷叶、西瓜翠衣、扁豆花、青蒿、淡竹叶等	清暑泄热、解表化湿
	清暑益气茶	太子参、麦冬、淡竹叶、荷梗、石斛等	清涤暑热、益气生津
支气管炎	罗汉双仁茶	罗汉果、龙利叶、北杏仁、南杏仁等	清肺、化痰止咳

续表

病证	凉茶名称	组成	功效
	清燥润肺茶	麦冬、沙参、杏仁、桑叶、百合、梨皮等	养阴润燥、清肺止咳
	三叶润燥茶	人参叶、龙利叶、枇杷叶、天花粉、沙参、麦冬、甘草等	清肺、润燥止咳
咳血	槐花毛根茶	槐花、白毛根、麦冬、百合等	清肺凉血
肺结核	双百茶	百部、百合、白及、黄精等	抑菌润喉
	清肺益阴茶	沙参、百合、麦冬、南杏仁、北杏仁、马蹄等	养阴清肺止咳

（肖莹莹　孙　静）

第二节　中医外治法

中医外治法有着悠久的历史，具有方法简单、效果好、副反应少、疗效确切等优点。近年来中医外治法在临床各科得到了广泛的应用。黄春林教授在临床上重视运用中医基础理论开展外治法，取得较好疗效。

一、老年病的日常保健外治法

外治法包括针灸、推拿、药浴熏洗、刺络放血、刮痧、敷贴等百余种疗法，具有简、便、廉、验之特点。在治疗疾病本身的同时，调和气血、寓养于医、医养结合、协同增效，从而减少医疗投入，节约社会公共资源。老年各科都可应用，根据不同的病证选用相应的外治法：

1. 针刺（体针、穴位注射）　根据不同的病证选用相应的穴位进行针刺。对于疼痛性病证、功能失调性病证及某些急性病证，可视为首选疗法。禁忌证：患者过度饥饿、疲劳、醉酒及精神过度紧张时，患有出血倾向，以及患有严重过敏性、感染性皮肤病者，皮肤有溃疡、瘢痕，或肿瘤部位及乳中及神阙等穴，禁止针刺。

2．**灸法（艾条灸、雷火灸、热敏灸）**　适用于证属虚寒、阳虚者，及多数慢性病，如久泻、久痢、久疟、痰饮水肿、寒哮、遗尿、疝、脱肛、痿痹、腹痛、胃痛、老人阳虚多尿，以及虚脱急救等。禁忌证：凡属实热证或阴虚发热者，及颜面部、大血管处不宜施灸。

3．**拔罐法**　适用于风湿痹痛、麻痹、腹痛、腰背痛、头痛、感冒、咳嗽、哮喘、消化不良、胃脘痛、眩晕、丹毒、疮疡初起未溃等。禁忌证：高热抽搐及凝血机制障碍者，皮肤溃疡处、水肿及大血管处，不宜拔罐。

4．**刮痧疗法**　适用于感冒、咳嗽、体虚易感、自汗盗汗、发热中暑、头晕头痛、纳差不寐、牙痛口疮、子宫脱垂、关节肿痛、跌打损伤、遗尿流涎等；尤其对于一些常见病，有其独特的治疗作用。禁忌证：体形过于消瘦者，局部皮肤有病变者；有严重的心脑血管疾病、肾功能不全、全身浮肿者；急性扭伤、创伤的疼痛部位，或骨折部位；有接触性皮肤传染病者；有出血倾向者，过度饥饱、过度疲劳、醉酒者，禁刮痧。

5．**中药熏洗法（中药浴足、皮肤透析等）**　适用于关节疼痛、肿胀、屈伸不利；皮肤瘙痒；眼结膜红肿、痒痛、糜烂等；肛肠疾患，会阴部瘙痒等。禁忌证：发热、急性炎症、昏迷、精神疾病、恶性肿瘤、黄疸、有出血倾向、气血两亏、严重心脏病、哮喘发作者，禁熏洗。

6．**耳穴压贴法**　适用于失眠、腰痛、颈椎病、尿潴留、自汗、水肿、眩晕、高血压病、腹痛等。禁忌证：耳廓皮肤有炎症或冻伤者，不宜采用；过度饥饿、疲劳、精神高度紧张、年老体弱者，按压宜轻。

7．**贴敷疗法**　适用于各种创疡、跌打损伤等病证所引起的局部红、肿、热、痛，以及慢性咳嗽、腹泻等。禁忌证：皮肤破损或严重水肿的部位，对药物过敏者，禁用。

8．**热熨法**　适用于各种风寒湿性筋骨痹痛、腹胀痛及尿潴留等。禁忌证：热性病、高热、神昏、谵语、精神分裂症，出血性疾病,以及身体大血管处、皮肤破损处、腹部有性质不明包块处,禁用。

9.中药灌肠法 适用于慢性结肠炎、慢性肾功能不全、带下病、慢性盆腔炎、盆腔包块、慢性痢疾等。禁忌证:肛门、直肠、结肠等术后、有痔疮、肛门疾患、排便失禁及严重腹泻者,急腹症、消化道出血、脑疝、极度衰弱、脱水者禁用。

二、老年常见病的中医外治法

中医外治法内容丰富,临床工作中应结合患者实际情况,结合辨证进行选用。在此我们总结出如下的老年常见病的部分外治法,以供同道根据实际情况参考、选用。

(一)高血压

1.针灸

(1)主穴:风池、曲池、足三里、太冲。

(2)手法:每次选主穴行针法,留针20分钟。

(3)加减:肝火炽盛,加行间、太阳。阴虚阳亢,加太溪、三阴交。痰湿内盛,加丰隆、内关。阴阳两虚,加气海、关元(灸)。

2.沐足疗法 茺蔚子、钩藤、桑树皮等各50g,共煎水,浸泡双足30分钟。或邓铁涛浴足方(药物组成:怀牛膝30g,川芎30g,天麻10g,钩藤10g,夏枯草10g,吴茱萸10g,肉桂10g等),共煎水,浸泡双足30分钟。

3.耳针疗法 ①取穴:皮质下、神门、心、交感、耳背沟。②方法:每穴捻针半分钟,留针30分钟,每日1次。掀针埋藏,或王不留行籽按压,每次选2～3穴,可埋针1～2天,10天为1个疗程。

4.贴敷疗法 吴茱萸适量,研粉,醋调,贴于两足心。

(二)心律失常

1.耳针

(1)选穴心、神门、交感点。用5分毫针刺入穴内,留针30分钟,10分钟行针一次,中等刺激。适用于室上性心动过速及室性心动过速。

（2）选穴内分泌、心、神门、交感、皮质下。用胶布固定王不留行籽贴压于耳穴上，每天按压2～3次，每次5分钟，每3日更换1次，10次为1个疗程。适用于缓慢性心律失常，或发作终止后。

2. 穴位按摩

（1）患者仰卧，医生以拇指端顺时针按压神藏穴或灵墟穴，治疗阵发性室上性心动过速。

（2）取心俞、膈俞、至阳，采用点、按、揉等手法在上述穴位上进行刺激，手法由轻至重，每日1次，每次15分钟，10次为1个疗程，治疗缓慢性心律失常。

（三）心力衰竭

1. 灸法　灸神阙、气海、关元，以回阳固脱。

2. 耳针　取穴肾上腺、皮质下、心、肺、内分泌，两耳交叉取穴，适当刺激后间歇留针，留针20～30分钟。

（四）心绞痛

1. 针灸　①辨证分型：气滞血瘀、心阴亏虚、心阳不振、痰湿中阻、寒凝心脉。②取穴：内关、心俞、膻中、通里、足三里、间使。手法：每次选用4～5穴，轮流使用，连续治疗10次后可停针数日，再行治疗。对心阳不振、寒凝心脉者可用灸法。③加减：气滞血瘀，配膈俞、阴郄；心阴亏虚，配阴郄、太溪、三阴交；心阳不振，配命门（灸）、巨阙；痰湿中阻，配中脘、丰隆；寒凝心脉，配关元（灸）、气海（灸）。

2. 耳针　可选心、皮质下、交感区等穴埋针或埋豆，自行按压刺激，亦可达到缓解疼痛的目的。

3. 推拿　按摩以拇指或手掌按揉心俞、膈俞、厥阴俞、内关、间使、三阴交以及心前区阿是穴，每次10分钟。

（五）痛风性关节炎

1. 外敷外洗

（1）四黄水蜜：四黄粉主要由大黄、黄芩、黄柏、黄连组成，四药混合，加蜂蜜和，外敷患处。一般为4～6小时。红、肿、痛症状明显者，每日3次。具有凉血通络、清热解毒、消肿止痛之功效，适用于湿热蕴结型。

（2）外洗方：川乌 30g，两面针 30g，豆豉姜 30g，细辛 25g，大黄 30g，玄明粉 30g，薄荷 25g。水煎浸洗 15～20 分钟，可反复煎洗。

（3）外喷方：外洗痛处后，使用云南白药喷剂或风痛灵喷剂喷于肿痛处。

2. 针灸选穴　取穴以病变关节相关穴位为主。趾关节：阿是穴、八风、内庭、太冲。踝关节：阿是穴、昆仑、丘墟、解溪、太溪。掌指、指间关节：阿是穴、四缝、八邪、三间。腕关节：阿是穴、阳池、阳溪、合谷。膝关节：内外膝眼、阳陵泉、梁丘、委中、膝阳关、曲泉、足三里。

（六）外感风寒

1. 热疗　黄教授注重中医的实用性，尤其推荐老百姓简便而效验的方法，如取家用吹风筒调至热风低、中档，出风口距离皮肤 5～10cm，隔着薄衣或毛巾，沿督脉、膀胱经来回缓慢移动，吹 3～5 分钟。对于风寒感冒初起及哮喘有较好疗效。

注意事项：严格控制热风温度、出风口与皮肤之间的距离及操作方法，以防止烫伤；结束后，注意保暖，避免短时间内受凉或冷水沐浴。

2. 中药外洗　生姜 30～50g，苏叶 30g，桂枝 30g，豆豉姜 30g，水煎，加入浴盆，水温保持 38～42℃，浸洗全身，以发汗散邪。

（七）口腔溃疡

1. 儿茶 1～2g，粉碎，煮沸，候凉，外擦口腔溃疡处，日 2 次。

2. 口腔类喷雾剂，如口腔炎喷雾剂，每日 3 次

3. 口腔真菌感染，可用适量青黛、蜜糖外擦患处。

（肖莹莹　徐运芳）

第三节　中医运动疗法

《黄帝内经》说"久卧伤气，久坐伤肉"，适当运动可以促进全身气血的运行和脏腑功能的恢复。中医将精、气、神称为"三

宝"，与人体生命息息相关。中医运动则紧紧抓住了这三个环节，调意识以养神；以意领气，调呼吸以练气，以气行推动血运，周流全身；以气导形，通过形体、筋骨关节的运动，使周身经脉通畅，营养整个机体。如是，则形神兼备，百脉流畅，内外相和，脏腑协调，机体达到"阴平阳秘"的状态，从而增进机体健康，保持旺盛的生命力。黄春林教授在门诊、病房常建议老年患者动起来，适当进行八段锦、太极拳、散步等锻炼项目，同时提醒患者量力而行，注重和谐适度。

一、老年人的身体功能特点

老年人随着年龄的增长，机体组织发生改变，器官逐渐老化，随之功能适应性以及抵抗力开始减退，进而影响到老年人的体质状况和健康。衰弱是老年人身体功能逐渐下降的一种特殊状态，涉及多系统病理、生理变化，包括神经肌肉、代谢及免疫系统等，其特点是肌肉力量和耐力减弱，生理功能减退，机体易损性增加，抗应激能力减退。Fried等提出了衰弱综合征标准，它与5个条件相互关联，"①身体肌力减弱；②行走速度慢；③体力活动降低；④疲惫；⑤体重减轻"，形成了一个衰弱循环。这就提示可以通过特殊的干预和健康策略来预防、推迟，甚至反转衰弱状态。美国运动医学学院发表的声明表示，进行有规律的运动可给人体带来大量的健康益处，运动可以减缓主要的增龄症状，诸如衰弱、跌倒损伤、心血管疾病、呼吸系统疾病等，提高肌肉力量，改善身体功能，还可以预防痴呆和认知功能障碍。

二、老年人的中医运动锻炼原则

老年病患者的中医运动从其锻炼角度来看，归纳起来，主要原则有三。①强调动静结合：不能因为强调动而忘了静，要动静兼修，动静适宜。运动时，一切顺乎自然，进行自然调息、调心，神态从容，摒弃杂念，内练精神，外练形体，神形兼顾，内外俱练，动于外而静于内，动主练而静主养神。体现出"由动入静""静中有动""以静制动""动静结合"的整体思想。②强调适度，不宜过量：运动养生是通过锻炼以达到健身强体的目的，因此要注意掌握运动量的大小。运动量太小则达不到锻炼目的，起不到强体作用；太大则超过了机体耐受的限度，反而会使身体因过劳而受损。③提倡持之以恒，坚持不懈：锻炼身体本身并非一朝一夕的事，只有持之以恒才能达到健身效果，运动养生不仅是身体的锻炼，也是意志和毅力的锻炼。

三、老年人运动锻炼的种类和实施

（一）八段锦

八段锦是从宋代流传至今的一种简单易行的健身气功运动，具"柔和缓慢、圆活连贯、松紧结合、动静相兼、神与形合、气寓其中"的特点。八段锦长期锻炼能达到促进血液循环、舒畅胸怀、清醒头脑的目的，国医大师邓铁涛教授也对其加以推广。具体步骤如下。①两手托天理三焦：活动颈椎及颈部诸肌肉，改善心脑血管循环，解除疲劳，清醒头脑。②左右开弓似射雕：增加呼吸功能与头部的血液循环，有利于心身健康。③调理脾胃须单举：促使胃肠蠕动，增加脾胃消化功能。④五劳七伤望后瞧：加强胸椎及胸骨的活动，对脏腑气血和全身有协调作用，可防治五劳七伤。⑤攒拳怒目增气力：使大脑皮质和交感神经激发兴奋，促使气血的运行。⑥两手攀足固肾腰：主要运动腰部，健腰固肾，并能增加全身功能。⑦摇头摆尾去心火：全身运动，对颈椎、腰椎及下肢的疾患皆有很好的作用。⑧背后七颠百病消：使全身肌肉放松，有利于脑和脊髓中枢神经的血液循环畅通，进而加强全身调节，防病祛病。

（二）养心调息操

广东省中医院老年心血管团队在临床工作中针对老年患者特点创立了一套中医体操，动作简单易行。具体步骤如下。①调呼吸：用鼻子吸气，用嘴巴呼气，腹式呼吸。②调任督二脉：吸气时抬头，呼气时低头，颈部稍用力。③抱球于丹田，吸气抬头，双手向上抬举；呼气低头，双手回落，抱球于丹田，稍用力。歌诀为：吸气挺肚降心火，吐气收腹畅三焦。仰头抬颈任脉舒，低头引项督脉展。抬手展臂天地广，对掌内压精气收。运动频率可根据身体的耐受情况调节，每次可做 5 至 25 个，一天 2 至 3 次，一周 3～5 天。对于虚弱卧床或意识障碍、肢体主动活动不能配合完成的患者，我们尝试卧式养心调息操（被动运动）：患者平躺，或床头摇高 30° 平躺，由陪护人员为患者行养心调息操。活动之前检查双上肢肌张力和关节活动度，避免肌肉、韧带的拉伤。若单侧肌张力增高，建议行健侧肢体的被动拉伸。

（三）太极拳

太极拳运用太极、八卦、阴阳、五行等理论指导实践，同时又将自然界、社会生活中的形态和动作融入武术技法结构中，可以说太极拳蕴含着传统文化的许多信息。太极拳以练精、运气、养神为要求，讲究动作与呼吸配合，达到健身、防病、治病的目的。在运动中采用深慢腹式呼吸的方法，可增加肺循环血量，加快气体通气和换气，提高血氧饱和度，降低血二氧化碳水平；步法上采用"进、退、顾、眼、定"等，配以吸气及缓慢深长呼气，以气带动全身，使肌肉、筋骨、四肢关节均得到放松锻炼，有效地刺激全身的经络和穴位，起到舒畅全身气机、增强肺气、强壮筋骨的作用。

其他如散步、慢跑、游泳及自行车等，根据自身情况可具体选用，但需控制运动量。例如步行运动，可遵循以下原则：一次步行时间 30 分钟左右，一周步行 5 次左右，运动时最大心率不大于（170－年龄）。运动过程中，避免头颈转动过快、过猛，以免昏厥；运动后，避免洗澡水温过高或过低、不冷饮，不饱餐、不酗酒。总之，老年人运动要根据自身情况量力而行，运动要科学、适度，并持之以恒。

（肖莹莹　殷　君）

第四节　情志调摄

随着年龄的增长，老年人的心理会发生很大的变化，如易敏感、自卑及焦虑、抑郁。黄春林教授十分关爱老年患者，提出在老年患者的日常保健中也需重视情志护理，心态平衡是健康的保障，也是长寿的秘诀。

一、老年人精神心理特征

（一）孤独和依赖

孤独，是指老年人不能自觉适应周围环境，缺少或不能进行有意义的思想和感情交流。孤独心理最易产生忧郁感。长期忧郁就会焦虑不安、心神不定。依赖，是指老年人做事信心不足，感情脆弱，犹豫不决，事事依赖别人去做，行动依靠别人决定。长期的依赖心理就会导致情绪不稳、感觉退化。

（二）抑郁和焦虑

抑郁和焦虑是老年人常见的临床综合征。老年人往往伴有多种疾病，且遭遇多种心理刺激的机会越来越多。躯体疾病加之家庭变故、地位改变、经济影响的因素及可使原本的生活秩序被打乱，加重老人孤独、无用、无助感而产生焦虑不安和抑郁情绪。焦虑症是以广泛和持续性焦虑或反复发作的惊恐不安为特征的神经症，伴有明显的自主神经系统症状、肌肉紧张和运动性不安。它是一种急性焦虑反复发作的神经症，患者自主功能紊乱，以焦虑情绪为主要特征。抑郁症是以情绪显著而持久的低落为基本临床表现，并伴有相应的思维和行为异常的一种精神障碍，有反复发作倾向。患者情绪低落，自卑忧郁，甚至悲观厌世，可有自杀企图和行为。主要表现为情绪低落，兴趣减退或丧志，顽固性睡眠障碍，思维减缓，担心自己患各种疾病，沉默寡言，性欲、食欲减退，全身不适，严重者会出现自杀念头或行为。

二、情志失调可致病

中医认为存在"七情致病"，在临床上，我们也见到、听到很多因情志失调而致病的案例。

（一）忧虑致病

中医谓"忧思伤脾"。忧虑可以变生疾病，损害健康。有这样一个案例：一名患者因病情需要安了起搏器。他听病友说起搏器属于心脏异物，会影响心脏。他非常担心，并出现胸闷、呼吸不畅等各种不适。后患者咨询了一位有名的美国心脏专家，问："按美国标准，我这个病该不该安起搏器？"医生为他作了详细的检查，并回答说："按美国的标准应该安起搏器。"患者听后心脏不适感瞬间缓解。

（二）抑郁致癌

中医谓"抑郁伤肝"。压抑、悲观可引起免疫细胞监督功能受抑制，而导致细胞癌变。案例：一干部因行政免职，经受不了此种打击，一蹶不振，闭门思过，不愿见人，不吃不眠，不久出现胸闷、心慌。住院检查，谓"变异型心绞痛"。领导来访，自感失落；群众来访，羞愧难当。一年后，因淋巴肿大，再到医院检查，发现患癌，不久就离开了人间。

而其他情志因素，如惊恐、暴怒等，导致疾病的案例亦不胜枚举。

三、养性调神是中医养生的重要组成部分

《素问·上古天真论》曰："恬淡虚无，真气从之，精神内守，病安从来。"随着医学模式的变化，社会医学、心身医学均取得了长足的进步，日益显示出社会因素与心理保健对人类健康长寿的重要性。社会因素可以通过影响人的精神状态和身体素质而影响人的健康。所以，人必须适应四时昼夜和社会因素的变化，并采取相应的摄生措施，才能健康长寿。《灵枢·本神》曰："智者之养生也，必顺四时而适寒暑，和喜怒而安居处，节阴阳而调刚柔，如是则僻邪不至，长生久视。"据调查，长寿老人共同的心态特点是心胸开阔，心地善良，性情随和，热爱劳动，快乐人生。因此，养生只有做到形神共养，才能保持生命的健康长寿。所谓形神共养，是指不仅要注意形体的保养，而且还要注意精神的摄生，使形体强健，精神充沛，身体和精神得到协调发展。形神共养，神明则形安，守神以全形。保持神气的清静，增强心身健康，达到调神和强身的统一。

四、焦虑、失眠与抑郁的常用中药

黄教授在长期临床实践中，发现许多患者具有焦虑、失眠、抑郁等情况，如烦躁不安、激动哭泣、失眠多梦、心烦胸闷、手掌多汗、惊恐发作、情绪低落等。除了做好心理安慰与疏导外，黄教授整理总结抗焦虑、安神助眠、抗抑郁的中药、中成药并加以选用，常获良效。参见表 5-4-1 及表 5-4-2，供大家参考。

表 5-4-1　安神助眠中药表

分类	药物名称
健脾益心安神药	党参、太子参、生晒参、西洋参、茯神、莲子、百合、灵芝、酸枣仁、柏子仁、五味子、石菖蒲、远志、夜交藤等
清热安神药	黄连、黄芩、山栀子、菊花、夏枯草等
息风安神药	天麻、钩藤、白芍、蝉蜕、蔓荆子、羚羊角、水羊角等
重镇安神药	琥珀、磁石、龙骨、牡蛎、珍珠母、珍珠粉等
涤痰安神药	胆南星、法半夏、桔梗、浙贝母、天竺黄、牛黄等

表 5-4-2　解郁助眠中药表

分类	药物名称
补益解郁助眠药	黄芪、莲子、黄精、巴戟天、百合、白芍、刺五加等
疏肝解郁助眠药	柴胡、佛手、香附、延胡索、素馨花、合欢花、茉莉花、紫苏、丁香、石菖蒲、浮小麦等
清热解郁助眠药	山栀子、贯叶、连翘等

（肖莹莹　黄　琴）